호흡 리셋

일러두기

· 본문에서 의학용어는 최소한으로 사용했습니다.
· 필수 용어는 독자 이해를 돕기 위해 각 펼침면의 최초 1회에 한해 '넙다리네갈래근(대퇴사두근)' 처럼 한글과 한자를 병기하였습니다.
· 각주의 URL은 2025년 4월 30일 기준 모두 유효합니다.
· 단행본과 학술지를 비롯한 정기간행물은 《 》, 논문·보고서는 「 」, 기사와 인터넷 게시물 제목은 " ", TV 프로그램·영화 제목은 〈 〉로 구분했습니다.

통증 제로 프로젝트

호흡 리셋

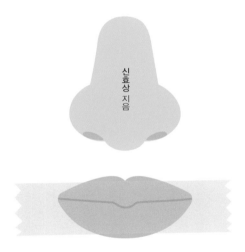

신효상 지음

이덴슬리벨

"호흡하며 느껴라, 생이 내게 주는 선물을."

— 마르쿠스 아우렐리우스

숨쉬기는 우리 몸이 수행하는 가장 원초적이면서 중요한 기능 중 하나입니다. 그래서인지 호흡을 다룬 다양한 책들이 시중에 나와 있지만, 의학적 관점에서 명확하게 접근한 책은 찾아보기 힘듭니다. 이 책은 왜 반드시 코로 숨을 쉬어야 하는지, 왜 가로막을 활용한 호흡이 중요한지에 대해 명확한 의학적 설명을 제공합니다. 그 설명이 쉽고 명료해 자연스럽게 설득되어 따라 하고 싶게 만듭니다.

저는 매일 다양한 통증 환자들을 만나고 있습니다. 많은 환자들이 얕은 상부흉식호흡을 하고 있으며, 자신들이 하는 잘못된 호흡 방식이 통증의 근본 원인이라는 사실을 인지하지 못하고 있습니다. 심지어 올바른 호흡법을 설명하고 훈련법을 알려 주어도 꾸준히 따라 하기 어려워합니다. 어릴 때 누구나 잘 해내던 자연스러운 호흡법을 성장하며 잊어버린 것입니다. 이 책은 왜 가로막호흡이 통증 치료의 첫걸음인지에 대한 설득력 있는 설명을 담고 있습니다.

　의학의 영역에는 아직 밝혀지지 않은 부분이 많습니다. 호흡이라는 분야도 마찬가지입니다. 감추어져 있던 호흡의 많은 비밀이 이 책을 통해 세상에 드러나게 되었습니다. 어린아이와 같은 순수한 열정과 탐구심을 가진 신효상 원장에게 호흡의 비밀을 밝혀주신 분께 진심으로 감사의 마음을 전합니다.

　"코에 입김을 불어넣으시니 사람이 되어 숨을 쉬었다." *(창세기 2장 7절)*

_ **이종성 님** 대전 제이에스힐링의원 원장

　호흡은 생명의 근본적인 행위이지만 많은 이들이 무의식적으로 잘못된 방식으로 호흡하고 있습니다. 올바른 호흡은 단순히 산소를 들이마시는 것이 아니라, 심신의 균형을 잡고, 스트레스를 줄이며, 집중력을 높이는 중요한 활동입니다. 그런 면에서 이 책은 건강한 삶에 대한 통찰을 제공하고 있습니다.

　저자는 호흡의 과학적 원리를 설명하며 어떻게 하면 보다 깊고 효과적인 호흡을 할 수 있는지를 안내합니다. 이론적인 설명에 그치지 않고 실생활에서 적용 가능한 훈련 방법들을 제시하고 있어, 독자들은 다양한 호흡 훈련을 통해 자신만의 호흡 패턴을 발견하고, 이를 통해 몸과 마음의 상태를 개선할 기회를 가질 수 있습니다.

　올바른 호흡은 단순한 건강법이 아니라, 우리 삶의 질을 높이는 중요한 요소입니다. 이 책을 통해 독자들은 자신의 몸을 더 잘 이해하고, 자연스러운 호흡의 실천이 어떻게 일상의 스트레스를 줄이고, 내면의 평화를 찾아주는지를 경험하게 될 것입니다.

여러분은 지금 건강한 삶으로의 첫걸음을 내딛고 있습니다. 모쪼록 이 책을 통해 새로운 삶의 방식을 발견하고, 더 건강하고 행복한 날들이 이어지기를 진심으로 기원합니다.

_**고광표 님** 한마음정형외과 원장, 대한정형외과학회 이사

대한통증학회와 같은 학회의 역할은 교과서에 입각하여 과학적 치료를 권장함과 동시에 새롭게 제시되는 치료법이나 약제들을 검증하고 이론적 부분을 검토하는 것입니다. 나아가 사이비 의료와 상업적 이득을 노린 왜곡된 정보들을 차단하고 걸러내는 기능과 책임도 지닙니다.

그런 사명이 있는 제게 첫 장부터 램프의 요정 지니가 등장하는 책이라니…. 통증 따위 사라지게 해달라고 소원을 빌어 보라는 건가, 미심쩍은 눈으로 책장을 넘긴 것도 잠시, 어느 순간 독자의 입장이 되어 코를 박고 읽고 말았습니다. 호흡의 메커니즘을 이해하기 쉽게 설명한 덕분에 마지막 장을 넘기기까지 그리 오랜 시간이 걸리지 않았습니다. 특히 직접 사진 속 모델이 되어 책에 등장하기 때문인지 통증 전문 의사로서 환자를 오랫동안 치료해 온 신효상 원장의 깨달음을 순간순간 따라가며, 한 장 한 장 함께 걸어온 느낌입니다.

책은 그리 대단한 걸 요구하지 않습니다. 입에 테이프를 붙여 잘못된 입호흡을 막고, 가로막을 제대로 활용하여 태초의 호흡으로 돌아가라고

권하고 또 권합니다. 돈이 많이 드는 힘든 치료법도 아니요, 무리함이 없으니 후유증도 없는 말 그대로 '밑져야 본전'인 무해한 실천법입니다.

물론 통증을 다루는 치료법이다 보니 회복 과정에서 이론으론 다 설명할 수 없는 다양한 요인들의 복합 작용이나 개인 차이가 있을 수 있습니다. 오랜 기간 추적 관찰하고 여러 복합적 요인들을 최소화하여 긍정적 결과가 도출될 때 비로소 과학적이고 합리적인 치료법이라 할 수 있음도 주지의 사실입니다.

그러나 이 같은 실천과 노력이 없다면 그동안의 지난한 연구들은 또 무슨 소용이 있을까요. 오랜 경험에서 우러난 신 원장의 권유가 환자들의 삶을 건강하고 윤택하게 이끌어 가길 힘주어 응원합니다.

_**이평복 님** 대한통증학회 회장, 서울의대 마취통증의학과 교수

당신의 숨 속에 숨겨진 기적을 깨우십시오

　　누구나 숨을 쉰다. 배가 고프면 음식물을 섭취하고, 성장을 통해 걷게 된다. 가르쳐 주지 않아도 우리는 숨 쉬고 먹고 걷는다. 하지만 잘못된 방식으로 숨 쉬고 먹고 걷는다면, 자신도 모르는 사이에 몸이 녹슬어 간다. "설마 이것 때문에?"라고 의문을 던질 수도 있겠지만, 사실이다. 우뇌에 각인되어 본능적으로 하는 행위들이 오히려 건강을 해치는 주범이 될 수 있다.

　　제대로 숨 쉬고, 제대로 먹고, 제대로 걸어야 한다. 이 세 가지 기본적인 행위만 교정해도 우리는 놀라울 정도로 건강한 삶을 되찾을 수 있다. 어쩌면 병원에 갈 일이 거의 없어질지도 모른다. 기본으로 돌아가면 면역력과 관련된 질환과 근골격계 통증이 해결될 수 있다. 우선 이 책에서는 가장 중요하면서도 간과하기 쉬운 '제대로 숨 쉬는 방법'에 집중할 것이다.

아기 때는 모두 바르게 호흡하고 먹고 걸었다. 하지만 어느새 호흡이 얕아지고 입으로 숨 쉬는 습관이 생겼다. 부드러운 음식을 선호하여 씹을 일이 줄면서 얼굴 형태가 변했다. 침의 분비도 줄고 평소에도 입이 벌어져 있어 면역력도 떨어졌다. 거기에 더해 생활이 편리해져 걸을 일이 줄었다. 그 결과 걷는 방식도 변하면서 온몸이 조금씩 변형되기 시작한다. 어린아이 때부터 이어지는 실내 위주의 오래 앉아 있는 생활 방식은 근골격계 통증의 원인을 제공한다.

결론부터 말하자면, 태어나면서부터 하던 바른 호흡과 움직임을 회복해야 한다. 부모는 바른 호흡법을 숙지하여 아이들이 어릴 때부터 올바른 호흡 습관을 형성하도록 도와야 한다. 하지만 안타깝게도 요즘 사회에서는 올바른 호흡 방법을 제대로 가르쳐 주는 곳을 찾기 어렵다. 가정에서는 물론 학교 교육 현장에서도 입호흡의 심각한 부작용과 코호흡의 중요성을 필수적으로 교육해야 한다. 이를 위해서는 무엇보다 선생님들이 먼저 올바른 호흡법을 인지하고, 스스로 습관화하는 노력이 필요하다.

나이가 들어감에 따라 신체 기능이 저하되는 노년층에게도 코호흡은 매우 중요하다. 특히 나이가 들면서 수면 중 입호흡으로 인해 잠을 설치거나 건강 문제를 겪는 경우가 많은데 아주 간단한 방법으로 이 같은 문제를 해결할 수 있다. 노년층은 물론 모든 이들이 쉽게 바른 호흡을 할 수 있도록 노인대학을 비롯해 다양한 성인 교육기관이나 커뮤니티 센터에서도 코호흡의 중요성을 교육해야 한다. 그래야만 더 많은 국민들이 건강하고 활기찬 삶을 누릴 수 있을 것이다. 이는 필자의 간절한 바람이다.

호흡이라고 하면 일반적으로 거창하고 어렵게 생각하는데 그럴 필요가 없다. 단지 신경을 조금 더 써야 한다. 잠깐만 방심해도 원래의 상부흉식호흡으로 돌아가기 때문이다. 그러지 않으려면 잘 관찰해야 한다. 우리 몸이 잠이 들 때와 깨어 있을 때 어떻게 달리 움직이는지, 내가 어떤 식으로 숨을 쉬고 있는지 관찰하고 알아차리면 고칠 수 있다. 그 과정을 돕기 위해 우리의 몸을 이해하고 올바른 호흡을 통해 건강과 젊음으로 나아갈 수 있는 방법들을 이 책에 담았다.

바쁜 독자들은 실제 생활에서 사용할 수 있는 방법을 요약 정리한 260쪽부터 보면 된다. 조금 더 시간적 여유가 있으면 책에서 소개하는 그림만 다 보아도 방법을 쉽게 알 수 있다. 이론적인 배경과 질병과의 연관성까지 더 깊은 이해를 원하는 독자들은 처음부터 따라가면 된다. 심화 과정에서는 본 주제와는 조금 다른 내용이지만, 좀 더 건강에 관심 있는 독자들을 위해 필자가 실천하고 있는 여러 건강법을 소개했다.

나는 통증 전문가로서, 호흡을 활용하여 통증을 근본적으로 치료하는 의사다. 그 경험과 지식을 이 책 속에 최대한 담아냈다. 이 책을 통해 더 많은 사람들이 자신의 숨겨진 잠재력을 깨우고 건강한 삶을 되찾기를 진심으로 바란다.

차례

1장 호흡하기 전에 알아야 할 것들

누구에게나
램프의 요정 지니가 있다

알라딘에 나오는 램프의 요정 지니. 알라딘을 주인으로 섬기며 소원을 들어준다. 우리 몸에는 누구에게나 지니와 같은 충복이 있다. 현대 기술이 아무리 발전해도 인간처럼 자연스럽게 움직이는 로봇을 만드는 것은 어렵다. 아무리 잘 만든 로봇이라도 움직임이 아직은 어설프기 때문이다. 하지만 우리는 걷거나 뛰어다니는 것을 너무나 당연하게 생각한다. 이는 우리 몸이 얼마나 놀랍고 신비롭게 제어되는지를 보여주는 것이며, 이러한 모든 과정은 뇌와 신경계의 역할 덕분이다. 이 책에서는 우리의 몸을 제어하는 뇌와 신경계 전반을 '지니'에 비유해 설명했는데, 그때그때 구체적으로 어떤 부분이 작동하는지는 괄호 안에 따로 표기하였다. 복잡한 의학용어만으로 설명하는 것보다는 좀 더 읽기 편할 것이다.

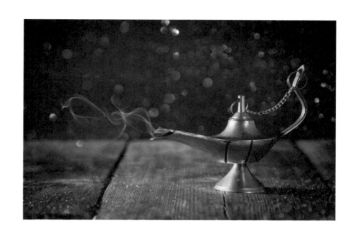

우리의 몸을 움직이고 제어하고 살아가게 하는 가장 기본인 설계도가 지니(DNA)다. 이 지니에 대해서 알아야 내가 편해질 수 있다. 그런데 지니는 명령에 따라 일을 하는 충복이지만, 과잉 충성할 때도 있고 나태해질 때도 있다. 때로는 힘들어하거나 주인의 의도와는 다르게 행동하기도 한다. 지니의 임무는 주인을 건강하게 하는 것이 아니라 살아남아서 후세에 자손을 퍼뜨리는 것이기 때문이다. 그런 이유로 지니는 살아남기 힘든 환경에서 생존을 위협받던 때부터 우리를 지켜주었다. 잠시 우리 조상이 살아온 역사를 살펴서 지니에게 어떤 성향이 있는지 알아보자. 지금의 나를 이해하는 데, 도움을 줄 것이다.

600만 년 전부터 이어진 지니의 과거사

지구에 생명체가 발아한 이래 여러 개체가 생겨났고 일부는 진화를 거듭하면서 원시 조상에 이르렀다. 지구의 급격한 온도 변화로 열대우림은 줄어들고 사막과 사바나(대초원)가 늘어났다. 주식인 과일이 줄어들자 원시 조상은 다른 먹이를 찾으러 다니기 시작했다. 이동에 적합하게 변화해야 했던 원시 조상은 유인원에서 갈라져 나와 몸을 바로 세우고 두 발로 걷기 시작했다. 침팬지를 떠올려보자. 침팬지는 술에 취한 사람처럼 옆으로 비틀거리며 걷는다. 이는 에너지가 많이 드는 방식이지만 당시 추위에는 짧은 다리가 열 보존에 유리했다. 그러나 먹이를 찾아 더 멀리 더 효율적으로 가야 했던 조상들의 다리는 점차 걷고 뛰는 데 적합하게 변해갔다. 다리가 길어지고, 허리뼈에 만곡이 생기고, 발바닥활(발바닥 아치)이 생겼다.

600만 년 전, 주로 과일을 먹고 살았던 우리 원시 조상들의 치아는 질긴 음식을 씹기에 부적합했다. 하지만 기후 변화로 과일이 귀해지자 질긴 나무뿌리, 덩이줄기 등도 먹어야 했다. 이 때문에 큰어금니가 발달하게 됐다. 그리고 두 발 보행으로 자유로워진 손에는 도구를 들게 됐다. 진화를 통해 강한 엄지손가락을 갖게 된 조상들은 연필 같은 도구를 정확히 잡을 수 있게 됐고 도구를 사용하게 되면서 사냥도 할 수 있게 됐다. 이 과정을 거쳐 조상들은 약 260만 년 전부터 고기를 섭취하기 시작했다. 이후 약 250만 년 전 빙하기가 시작되면서 수렵채집 생활이 시작됐으며, 최초의 인류라 생각되는 호모 에렉투스가 190만 년 전에 출현했다.

고기를 구하기 위해 사냥을 시작하긴 했지만 힘이 약하기 때문에 싸워서는 동물을 잡을 수 없었다. 그래서 인류는 끈질긴 추적 사냥Persistence Hunting을 이용했다. 동물은 털로 덮여 있고 땀샘이 덜 발달했다. 예를 들어 더운 날 헐떡이는 개를 보면 호흡으로 열을 발산하지만, 인류는 털을 없애고 수백만 개가 되는 땀샘을 발달시켰다. 그 결과 속도로는 못 이겨도 끈질기게 몇 차례만 따라붙으면 영양 같은 덩치 큰 동물들은 열사병으로 쓰러지게 되는 것이다. 걷다 뛰기를 심하면 30km까지 하는 날도 있고 실패하는 날도 있지만 그 과정에서 인류는 달리기에도 적응했다. 달릴 때 고정된 머리 등이 그 증거다. 달리고 있는 말은 머리를 앞뒤로 움직이지만 긴 머리를 묶고 달리는 인간은 머리카락은 출렁이더라도 머리 자체는 잘 움직이지 않는다.[1]

식생활의 변화는 또 다른 진화로 이어졌다. 소화에는 에너지가 많이 필요하다. 식사 후에 열이 나는 것을 생각해 보면 이해가 될 것이다. 인류는 질 좋은 고기를 먹고 식품 가공을 통해 소화에 필요한 에너지를 줄일 수 있었다. 이는 소화기관을 줄이고 뇌를 커지게 하는 요인으로 작용했다. 체질량이 같은 다른 포유류와 비교하면 인간은 뇌가 5배 큰 반면 소화관은 2분의 1에 그친다. 고기를 섭취하면서 뇌의 발달이 일어난 것이다. 불을 이용해 요리한 부드러운 음식을 먹게 되면서 치아는 작아지고 턱도 짧아졌다.

---

1   대니얼 리버먼, 《우리 몸 연대기》, 김명주 번역, 웅진지식하우스, (2018), 128~138쪽

식량이 항상 넉넉한 것은 아니었다. 게다가 저장 기술도 없었기에 굶주림이 만연했다. 그래서 먹이가 있으면 배불리 먹고, 그 영양분을 몸속에 저장하는 방식으로 진화했다. 인간은 다른 포유류에 비해 좀 더 통통한데, 에너지 효율이 좋은 지방으로 저장했기 때문이다. 겨울 잠을 준비하는 동물이 지방을 비축하는 것과 같다. 인류는 처절한 상황 속에서 번식에 더 많은 에너지를 쓰기 위해 열량이 높은 음식을 선호했다. 그 결과 우리 몸에는 선천적으로 살을 찌우려는 본성이 내장됐다. 물만 먹어도 살찐다고 하는 게 다 이런 것과 관계있다고 하면 억지일까?

수렵채집 생활은 두뇌의 비약적인 발전에 영향을 미쳤다. 수렵채집을 하려면 상당히 먼 거리까지 갔다가 원래의 주거지로 돌아와야 한다. 공간 감각과 기억력이 필요하다. 어디에 먹을 것이 있는지 예측하는 인지기능도 발달했다. 무리 지어 사냥하러 갔기에 상호 협력도 필수라서 협력을 위한 수단으로 언어를 발달시켰다. 다른 영장류는 앞턱이 크고, 코곁굴(부비동, 부비강)도 넓다. 입안이 워낙 커서 기도가 막힐 일이 없다. 이와 달리 언어를 발달시킨 인류의 기도는 소리를 잘 내기 위해 피리처럼 가늘고 길게 진화했다. 굵고 짧은 관보다 길고 가는 관이 더 다양한 소리를 내기 때문이다. 얼굴은 짧아지고 입은 뒤로 들어갔다. 음식물이 기도로 들어가지 못하게 하는 후두는 위에서 아래로 내려갔다. 그 결과 다른 동물들은 후두가 목, 맨 위에 있어 음식

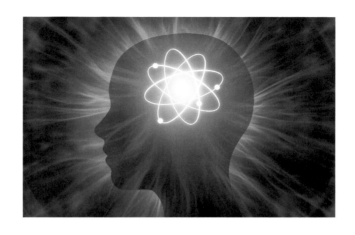

물이 걸리면 재빨리 뺄 수 있는 것과 달리 인간은 쉽게 질식사할 수 있는 유일한 동물이 되었다. 뇌의 발달은 이루어졌지만, 입과 목은 호흡하기 힘든 상태로 변한 것이다.

수렵채집인 시절의 인류는 대부분 50명 이하의 소규모로 모여 살았다. 밤이 되면 불을 피웠고 돌아가면서 보초도 섰다. 일찍 잠을 자는 나이 많은 연장자부터 보초를 섰고 당시에도 사춘기 애들은 잠이 없어 제일 마지막을 담당했을 것이다. 그렇게 돌아가면서 보초를 서면서 맹수로부터 안전을 지켰다. 잠자리에서도 여기저기 대화하는 소리, 모닥불 타는 소리 등 여러 소음이 가득했다. 지니는 이런 상태에서 잠자는 것에 익숙해 있기에 소음이 없는 것은 안전하지 않다고 받아들인다. 잠 못 드는 현대인의 해결책이 여기 있을 수 있다. 적당한 소음은 마음에 안전감을 준다. 그런 의미에서 아이를 혼자 재우는 것은 어릴 때부터 불안을 심어 줄 수 있다. 아이를 같은 방에서 안고 자는 우리 부모 세대의 지혜를 다시 한번 느끼는 부분이다.

우리의 몸은 아직도 그 시절에 익숙하다. 오전 9시에서 오후 5시까지를 인류의 역사라고 생각해 보자. 8시간의 업무시간 중 농업혁명은 퇴근 2분 전에 일어났다. 1분 전까지는 어떠한 도시도 세워지지 않았다. 인류에게 지대한 영향을 미친 산업혁명은 고작 퇴근 2초 전에 시작했다. 수렵을 대신해서 가축을 기르고, 채집 대신에 농사를 짓는 건 전체의 역사에서 찰나에 불과하다. 인류의 몸이 적응하기에는 너무나 짧은 시간이다. 현대를 살아가는 우리 몸속의 지니는 여전히 호모 사피엔스의 시대에 살고 있다. 수렵채집인으로 살아가도록 맞추어져 있는 것이다. 이런 사실을 아는 것이 중요하다. 그래야 문제가 생기면 해결할 수 있다.

인류가 곡식을 직접 재배해 탄수화물을 먹기 시작한 기간은 전체 역사에 비하면 아주 짧다. 그보다 훨씬 긴 시간을 인류는 걷고 뛰고 움직였다. 사냥과 채집을 통해 식량을 구했고 생존을 위해 의사소통을 했다. 동료집단과 함께하는 안전 속에서 눕거나 쪼그려 앉았다. 오늘날과 같이 장시간 의자에 앉아 있지 않았고 과도한 노동이 없기에 요통도 없었다. 햇볕이 없는 상태나 근거리에서 책을 보는 일이 없으니 근시가 있을 리 없다. 음식은 늘 부족했기 때문에 먹을 때는 많이 먹었고, 기아를 대비해서 남는 것은 지방으로 비축했다. 그 과정에서 인류의 몸은 호흡하기 힘든 구조로 바뀐 데다 산소는 저장하기도 힘들기에 산소를 많이 마시려는 경향이 생겼다. 지니는 이런 본성을 가지고 있다.

그런데 번식할 수 있는 나이를 지나면 지니의 관심은 시들해진다. 오로지 번식에만 초점이 맞추어졌기 때문에 그 나이 이후에 생기는 질병과 건강, 행복에는 관심이 없다. 지니는 나중에 질병을 일으키더라도 생존과 번식에 유리한 쪽으로 향한다. 예를 들어 임신중독증과 같은 상황에서 태아에게 유리하도록 산모를 희생하는 쪽을 선택한다는 뜻이다.

그럼, 지니는 구석기 수렵채집인으로 살기를 원하는 것인가? 그렇지는 않다. 하지만 현재, 2025년의 지니는 여전히 약 200만 년 전의 시선으로 우리 몸을 조절한다. 우리는 그것을 알아야 한다. 이것은 뿌리 깊은 DNA인 것이지 좋고 나쁨의 문제가 아니다. 지피지기(知彼知己)면 백전백승(百戰百勝)이라고 했다. 모르고 그냥 살아가면 지니는 현대에 적응하지 못한다. SNS상의 사소한 댓글에도 곰이나 사자가 나타난 듯 과잉 대응을 할 수도 있다는 말이다.

지니는 움직이는 것이 생존에 필수적임을 뼛속 깊이 알고 있다. 수렵채집인으로 살았던 시기에는 9~15km를 날마다 걸었는데 지금의 우리는 거의 모든 이동 수단이 자동화되어 있다. 엘리베이터, 에스컬레이터, 대중교통 같은 문명의 이기에 의해 움직임이 절대적으로 적어졌다. 세탁기, 로봇 청소기, 리모컨, 바퀴 달린 여행용 가방 등 각종 편리한 도구를 이용하게 되면서 우리 몸의 에너지를 적게 쓰고 있다. 사용하지 않으면 퇴화하는 건 당연하다. 편안함이 좋은 것과 동의어는 아닌 것이다.

인간은 성장하면서 시기마다 적절한 자극이 필요하다. 근육, 뼈 등 우리를 지탱해 주는 조직은 충격, 즉 외부 자극과 스트레스가 있어야 발달한다. 중력 아래에서 걷고 뛰는 등 몸을 움직이며 뼈에 적절한 자극이 가해질 때, 비로소 근육과 인대가 강화된다. 생존을 위한 지니의 생활 방식 자체가 몸을 튼튼하게 했다. 하지만 오늘날 의자에 오래 앉아 있는 생활은 우리 몸이 원하는 것이 아니다. 우리가 지니에 대해 알아야 하는 이유는 자동차를 수리하려면 설명서를 읽어야 하는 것과 같다. 예전으로 돌아가자는 얘기가 아니다. 단지 지금보다 조금 더 움직이고 조금 덜 먹자는 것이다. 숨도 천천히 쉬어야 하고, 편리함만을 추구하기보다 적당히 불편함을 감수하는 자세를 가지자. 이것만으로도 우리는 건강할 수 있다.

나이가 들면 모든 능력이 그러하듯 숨 쉬는 능력도 떨어진다. 숨쉬기는 의식하지 못하는 상태에서 이루어지므로 노화를 빨리 알아차리지 못한다. 이 증상은 여러 요인이 서서히 쌓여 나타나는 것으로, 보통 60대 이후에 시작되며 갑자기 나타나는 경우는 드물다. 폐를 망가뜨리는 질환 외에도 기능을 떨어뜨리는 요인은 많다. 스트레스, 흡연, 질 나쁜 공기, 잘못된 자세, 입호흡 등이 그것이다. 이런 요인들로 30대의 젊은 나이에도 호흡 기능이 떨어진다. 호흡 기능이 떨어지면 산소 공급을 충분히 하지 못해 에너지를 효율적으로 생산하지 못하고, 이로 인한 다양한 증상들이 나타난다.

호흡하기 전에
알아야 할
것들

숨 쉬는 습관 때문에
노화가 촉진된다

  평상시에는 가로막(횡격막)[2]을 이용해서 숨을 쉬는 것이 가장 효율적이다. 하지만, 현대인들은 얕고 빠르게 숨을 쉰다. 시간을 아끼려고 걸어가면서도, 또 지하철에서도 핸드폰으로 업무를 보고, 쏟아지는 SNS까지 관리하느라 늘 고개를 숙이고 어깨는 구부정해져 있다. 앉아서 컴퓨터를 할 때도 머리가 앞으로 쏠린다. 그렇게 모르는 사이에 자세가 무너진다. 그러다 보면 가로막으로 숨 쉬는 게 어려워지고 가슴도 좁아져서 굳어진다. 숨을 충분히 쉬지 못하는데도 알아차리지 못한다. 나이가 들어가면서 근육도 굳고, 모르는 사이에 점점 더 제대로 숨 쉬는 법을 잊어버리지만 그 심각성을 깨닫지 못한다. 이제라도 가슴으로 숨 쉬는 습관이 노화를 앞당긴다는 사실을 알아차려야 한다.

---

2 가로막Diaphragm이란 가슴안(흉강)과 배안(복강)을 나누는 호흡근이다. 위쪽이 둥근 돔 형태를 이루고 있다. 가로막호흡은 일반적으로는 복식호흡과 혼용되고 있지만 엄밀하게는 다르다.

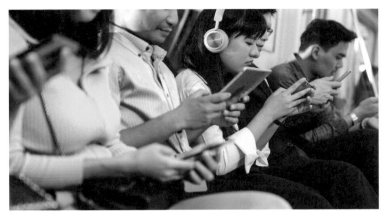

그림1-1 바쁜 현대인들은 지하철 안에서도 끊임없이 무언가를 하고 있다.

숨 쉬는 기능이 약해졌음을 인지하자

누구나 엄마 뱃속에서는 탯줄을 통해 숨을 쉬다가 '응애' 하며 울음을 터트리면서 처음 자가호흡을 시작한다. 가르쳐 주지 않아도 자연스럽게 숨을 쉰다. 마취통증의학과 의사로서 수술 방에서 제왕절개 때 자주 보던 장면이다. 스스로 숨 쉬는 것부터 시작해서, 머리를 들고, 앉고, 기어 다니고, 첫걸음을 떼면서 아이는 커간다. 이때는 가로막을 이용해서 숨을 쉰다. 배가 규칙적으로 부풀어 올랐다가 내려간다. 그런데 커가면서 자신도 모르는 사이에 자연스러운 숨쉬기의 위치가 배에서 가슴으로 올라간다. 이렇게 가슴으로만 쉬는 숨은 효율이 떨어진다.

바쁜 생활 속에서 숨쉬기에 신경 쓰기란 쉽지 않다. 숨 쉴 때 어깨의 움직임은 눈에 보이지만 가로막(횡격막)의 움직임까지 자각하긴 어려우니 호흡법에 문제가 있더라도 이를 알아차리기는 어려운 일이다. 여기에 인체의 신비가 있다. 다른 근육들은 수용체가 있어서 자기의 정보를 뇌에 전달한다. 보통 1분에 14회 숨을 쉰다고 가정하면, 평범한 사람은 하루에 약 2만 번 숨을 쉰다(1분 14회×60분×24시간=20,160번). 만약 이 2만 번의 움직임을 다른 근육들처럼 계속 뇌에 전달하면 많은 혼란이 올 것이다. 불편해서 잠이나 잘 수 있겠는가. 이런 인체의 신비가 우리가 잘못된 방식으로 숨 쉬고 있다는 것을 알아차리지 못하게 한다.

가로막은 돔 형태로, 숨을 들이마실 때는 아래로 내려오고 내쉴 때는 반대로 위로 올라간다. 마치 우산이 다 펴진 상태에서 아래로 접는 것처럼 내려왔다 올라갔다가 해야 한다. 문제는 자세가 나빠서 구부정해지면 배로 숨을 못 쉬는데 우리는 그 상태를 모른다는 것이다. 가로막이 어디에 와 있는지 모르기 때문이다. 등이 굽은 자세로 숨을 쉬면 가로막이 우산처럼 제대로 펴지지 못하고 찌그러져서, 숨을 내쉴 때 완전히 위로 올라가지 못하는 경우가 많다. 완전히 우산을 폈다 접었다가 하는 것과 반만 움직이는 것은 천지 차이인데, 이것이 바로 숨이 얕아지는 이유다. 깊이 들이쉬면 천천히 쉬어도 되지만, 숨이 얕아져서 빨리 쉬게 되는 것이다.

폐는 우리에게 늙어가고 있다는 신호를 끊임없이 보내고 있다. 계

흡기

호기

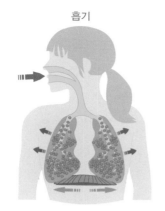
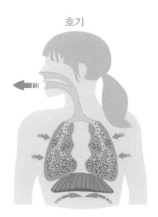

그림1-2 **인간의 호흡** 공기를 들이마시면 가로막은 수축과 함께 아래로 내려가며 우산처럼 펴진다. 반면 내쉴 땐 가로막이 원위치로 돌아오면서 느슨해지는데 우산이 접힌 모양과 비슷하다.

단을 이용하지 않다가 급하게 이용하다 보면 숨이 차고, 조금만 무리해도 심장이 빨리 뛰곤 한다. 대화하다가 갑자기 숨을 크게 쉬거나 한숨을 쉬기도 한다. 스트레스를 받으면 숨 쉬는 속도가 빨라지고, 심할 때는 어깨를 들썩거려야 숨을 쉴 수 있을 때도 있다. 이것이 바로 늙어가고 있다는 신호다. 나이가 들어감에 따라 숨 쉬는 근육의 힘도 떨어지고, 폐 실질 자체도 탄성이 떨어진다. 숨 쉬는 습관이 잘못 굳어지면 노화의 속도는 더 빨라진다.

나이가 들면 숨 쉬는 능력도 떨어진다

나이가 들면 모든 능력이 그러하듯 숨 쉬는 능력도 떨어진다. 숨 쉬기는 의식하지 못하는 상태에서 이루어지므로 노화를 빨리 알아차리지 못한다. 이 증상은 여러 요인이 서서히 쌓여 나타나는 것으로, 보통 60대 이후에 시작되며 갑자기 나타나는 경우는 드물다. 폐를 망가뜨리는 질환 외에도 기능을 떨어뜨리는 요인은 많다. 스트레스, 흡연, 질 나쁜 공기, 잘못된 자세, 입호흡 등이 그것이다. 이런 요인들로 30대의 젊은 나이에도 호흡 기능이 떨어진다. 호흡 기능이 떨어지면 산소 공급을 충분히 하지 못해 에너지를 효율적으로 생산하지 못하고, 이로 인한 다양한 증상들이 나타난다.

호흡(呼吸)이란 숨을 내쉬고(呼) 들이마신다(吸)는 뜻이다. 폐는 풍선과 같아서 완전히 쪼그라들지 않게 하려고 여분의 공기를 남겨둔다. 그래서 숨을 다 내쉰 뒤에도 좀 더 내쉴 수 있는 것이다. 이것을 기능적 잔기량FRC, Functional Residual Capacity이라고 한다. 그런데 폐가 노화되면 공기를 내뱉는 호흡근의 힘이 약해져 들어온 공기가 제대로 빠져나가지 못한다. 폐에 오래된 공기가 많으면 새 공기가 들어오기 어렵다. 그래서 숨을 깊게 쉬려면 호흡근을 더 많이 움직여야 한다. 하지만 호흡근은 노화해서 힘이 약해져 있고, 폐 실질의 탄성도 떨어져 폐가 쉽게 부풀어 오르기 힘들다. 여기에 상당한 에너지가 소모된다.

의식적으로 노력하지 않으면 빠르고 얕게 숨을 쉬게 된다. 이런 상태에서 감기에 걸려 계속 기침을 하면 약해진 가슴 근육을 너무 많이 쓰게 된다. 이때 제대로 치료를 받지 않으면 위험한 상황이 될 수도 있다. 근육통이 발생해서 기침할 때마다 통증으로 숨을 쉬기가 더 어려워지기 때문이다. 나이 많은 환자들의 기침, 감기 증상을 가볍게 보면 안 되는 이유가 여기 있다. 젊은 사람이라고 해도 미리부터 호흡근에 신경 써야 하는 이유이기도 하다. 호흡근을 단련하고 가슴이 딱딱해지지 않게 스트레칭하고 등을 곧게 펴야 한다.

이 같은 증상을 완화하고 위험을 방지하기 위해서는 가로막(횡격막)호흡을 해야 한다. 먼저 호흡을 저해하는 습관을 찾아보자. 배가 앞으로 나오고 등은 뒤로 젖혀져 있거나 혹은 등이 앞으로 말려 있지 않나 확인하자. 감정적인 상태를 살펴 지금 내가 긴장하고 있는지, 스트레스로 인한 부정적인 생각이 호흡에 영향을 끼치고 있지는 않은지 점검하자. 숨을 잘 쉬어야 한다는 생각보다 부정적인 습관을 없애는 것이 더 좋은 방법이다. 환자들에게 얘기한다. "바른 자세를 하려고 일부러 허리를 세우고 할 필요가 없습니다. 항상 숨을 편하게 쉴 수 있는 자세, 배가 편안하게 앞뒤, 아래위로 움직일 수 있는 자세가 가장 좋습니다."

스트레스, 감정, 호흡은
한 몸이다

시대가 발전할수록 할 일이 늘어난다. 예전에는 고등학교 때 배우던 것을 요즘은 중학교 때 배운다. 자동화가 되면서 무인안내기(키오스크)가 늘어나는데 시대를 따라가려니 나이 든 사람들은 고달프다. 동료들과 "옛날이 좋았는데"라는 말을 자주 한다. 한마디로 사는 게 고달프고 스트레스가 많다는 거다. 하다가 잘 안되면 짜증이 나고 괜히 다른 데 화풀이하게 된다. 더운 계절에 궂은 날씨까지 겹치면 불쾌지수가 급격하게 높아진다. 업무로 인한 스트레스가 훨씬 더 심하겠지만, 현대인으로 살아가는 것, 그 자체가 스트레스다.

스트레스는 지니가 보내는 신호, 이유를 알아차리자

스트레스라고 하면 건강에 나쁜 거로만 알고 있다. 하지만 존재하는 것에는 다 이유가 있다. 단지, 내가 그 이유를 알아차리지 못할 따름이다. 스트레스는 우리 몸이 생존을 위해 만들어 놓은 최소한의 안전장치, 지니(뇌)가 보내는 신호다. 내적이든 외적이든 스트레스를 알아차리려면 지금부터 정신 바짝 차려야 한다. 익숙하지 않은 산에 놀러 간 상황을 가정해 보자. 어느새 날이 저물어 어두워졌는데 초행에 길을 잃었다. 초가을이라 밤이 되자 추위가 느껴진다. 몸은 추위로 떨리는데 긴장해서 손에는 땀이 배고, 내려가다 보니 길을 잘못 들었다는 걸 알고는 점점 더 불안해지기 시작한다. 요즘 날씨에 사고가 자주 난다는 뉴스를 본 게 떠오른다.

인체는 이런 상황을 위기라고 판단하고 비상시의 세팅으로 바꾼다. 비상 상황이라 이성적인 대뇌피질의 영향에서 벗어나 있고 최대한 사물을 제대로 보기 위해서 눈의 동공은 확장된다. 온몸에 힘이 들어간 상태로 최대한 조심조심 한 발짝 한 발짝 내디딘다. 이때는 빨리 달리고 싶어도 못 달린다. 넘어지면 더 크게 다치기 때문이다. 안전과 생존이 최우선이기에 살금살금 움직이도록 인체가 제동(브레이크)을 거는 것이다. 똑같은 길이라도 밝을 때는 뛰어 내려갈 수 있고, 조금 어두울 때는 걸어갈 수 있다. 하지만 아주 깜깜한 밤에는 매우 천천히 움직이게 된다. 우리 몸의 안전 센서가 작동해서다.

갑자기 부스럭거리는 소리라도 나면 상황은 더 심각해진다. 혹시 멧돼지는 아닐까? 심장은 요동을 치고 혈압은 올라간다. 호흡도 가빠진다. 조금 전과는 상황이 또 달라졌다. 이제는 '투쟁-도피Fight or Flight 반응'이 나온다. 소변, 대변 등 장기의 기능은 최대한 억제한다. 도망가야 하는데 배가 아픈 상황은 생각만 해도 아찔하니 말이다. 상황에 따라서는 도망가거나 여차하면 싸워야 하기에 근육에 피를 최대한 몰아 준다. 넘어져서 상처가 날 경우 출혈을 멈추기 위해 응고 인자가 활성화되고, 혈관은 수축한다. 급성 세균감염을 막기 위해 림프구보다는 과립구가 활성화된다. 그러다 마침내 도망가야 하는 상황이 되면 헐레벌떡 입을 벌리고 뛰어간다. 멀리 도망가서 위기를 벗어난 후에야 비로소 진정된다.

이 모든 게 지니(자율신경)가 작동한 결과다. 내가 마음대로 심장을 뛰게 할 수는 없다. 위험을 벗어나기 위한 지극히 정상적인 반응이다. 그렇다면 이런 상황은 어떨까. 운전 중에 갑자기 옆에서 차가 들어오면 짜증이 확 난다. 갑자기 아드레날린이 솟구치면서 전투태세로 들어간다. 지니가 과잉 반응한 거다. 생명에 위협이 되는 상황이 아닌데, 그렇게 반응한다. 그럴 때는 지니를 잘 타일러야 한다. 방법은 하나. 숨을 참는 거다. 유일하게 지니를 얌전하게 하는 방법이다. 숨을 참으면 위험에서 벗어났을 때의 반응이 바로 나타난다. 호흡수가 줄면서 심장박동이 느려진다. 연이어 혈압도 떨어지고, 근육의 긴장도 완화된다. 치유 상태의 부교감신경이 작동하기 시작한다.

지니는 기억력을 높이기 위해 감정을 입혔다

수렵채집인으로 살아가기 위해서는 기억을 잘하는 것이 중요하다. 지금처럼 스마트폰이 있던 때도 아니고 내비게이션도 없었다. 멀리 30km나 되는 장거리를 떠났다가 가족이 있는 야영지로 돌아오지 못하면 큰일이다. 길을 잘못 들어서 며칠 밤이나 고생했던 기억, 돌아오는 길에 맹수 때문에 동료들을 잃었던 경험. 이런 끔찍한 일들이 쌓여 '이 길은 절대 가면 안 된다'는 강한 교훈을 얻었고, 동료를 잃은 슬픔까지 함께 기억하게 되었다. 물론 감정만 기억력을 높이는 건 아니다. 후각도 상당한 역할을 했다. 어떤 향수 냄새를 맡으면 누가 자동으로 떠오르는 것처럼 말이다.

화가 갑자기 솟구치면 숨이 가빠진다. 스트레스보다 더 강한 반응이므로 지니(편도체)가 과도하게 반응하기 전에 감정을 빨리 조절해야 한다. 화가 극도로 심해져 교감신경이 활성화되면 감정을 자극하는 호르몬들이 분비되고, 응급 약물로 쓰이는 노르에피네프린까지 분비된다. 뒤이어 에피네프린과 코르티솔이 나오면 상황이 더욱 어려워진다. 고차원 뇌 영역이라고 알려진 이마앞엽(전전두엽)의 기능이 떨어져 있으면 손쓸 수 없게 된다. 소방수 역할을 못하니 말이다.

불이 붙으면 끄기 힘들다. 그러니 불이 붙기 전에 숨을 빨리 참아야 한다. 고려대 조벽 석좌교수에 따르면 감정을 느끼는 데는 0.2초밖에 안 걸리지만, 그 감정이 행동으로 옮겨지는 데는 6초가 걸린다고 한다. 즉, 6초만 참을 수 있으면 성공이다. 하지만, 습관이 되어 있지 않으면 힘들다. 평소에 숨을 참는 연습을 해야 실전에서 써먹을 수 있다. 앞으로 계속 얘기할 가로막(횡격막)호흡을 꾸준히 연습하면 된다. 화가 나는 순간에는 호흡부터 점검하자. 알아차리기만 해도 벌써 호흡이 느려지고 있는 것을 발견할 것이다. 평소에 습관이 되도록 연습해야 한다.

이런 상황에서 우리가 의식적으로 조절할 수 있는 건 호흡뿐이다. 그러려면 지니(편도체)가 이 시대에 맞게 행동할 수 있게 내 몸이 보내는 신호를 평소에 알아차려야 한다. 화가 나면 숨을 멈추고 화가 난 나를 바라만 봐도 조금씩 차분해진다. '알아차림 명상'이라고 하는 방법이다. '화'라는 감정을 인정하면 그만이다. 행동할 필요는 없다. 평소에 숨이 얕고 빠른지 점검해 보자. 보통 숨을 참는 시간을 확인하면 된다. 숨을 참는 시간이 30초가 되면 양호하다고 볼 수 있는데, 이 역시 평소에 연습하면 충분히 늘릴 수 있다.

우리 몸에는 생리적 욕구를 담당하는 파충류의 뇌가 있다. 주로 원초적 본능에 충실한 일을 수행한다. 이후 진화한 포유류의 뇌가 있다. 포유류의 뇌는 편도체 등을 포함하고 있는데, 기분에 따라 행동을 달리한다. 개나 고양이들이 가지고 있는 뇌다. 마지막으로 신피질이라는 인격을 담당하는 가장 진화한 뇌가 있다.[3]

감정에 좌지우지되는 포유류의 뇌에서 벗어나자. 감정적으로 욱하는 사람을 만나면 그냥 '포유류의 뇌네' 하고 지나치자. 스트레스도 내가 느껴야 스트레스인 법이다.

---

3   하루야마 시게오, 《뇌내혁명》, 오시연 번역, 중앙생활사, (2020), 52~59쪽

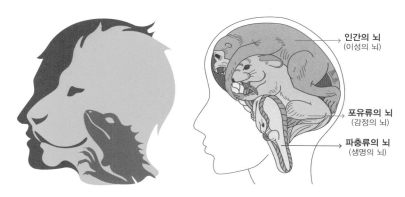

인간의 뇌
(이성의 뇌)

포유류의 뇌
(감정의 뇌)

파충류의 뇌
(생명의 뇌)

그림1-3 **삼중뇌이론** 인간의 뇌가 서로 다른 진화적 단계에서 발달한 세 가지 주요 부분으로 이루어졌다는 개념이다.

자율신경의
전체적인 힘이 중요하다

"사람이 융통성이 좀 있어야지. 너무 고지식해서 탈이야." 가끔 듣는 말이다. 이 말을 심장에 적용해도 성립이 될까? 당연하다. 심장이 병적으로 불규칙하게 뛰는 상황을 말하는 게 아니다. 숨을 들이마셔 보라. 심장박동이 어떻게 되는가? 조금 빨라진다. 숨을 내쉬어 보라. 조금 천천히 뛴다. 이게 정상적인 심장박동이다. 심장은 호흡과 밀접한 관계에 있다. 들숨에는 교감신경이 가속기(액셀러레이터)처럼 작용해서 심박수가 증가한다. 이와 반대로 날숨에는 제동기(브레이크)처럼 작용한다. 이를 심박 변이도HRV, Heart Rate Variability라고 한다. 액셀러레이터와 브레이크 둘 다 기능이 좋아야 안전 운전을 할 수 있다. 즉, 전체적인 힘이 중요한데, 이를 심박 변이도가 반영한다.

지니에게도 휴식이 필요하다

지니(자율신경)는 뇌와 척수를 제외한 거의 모든 조직에 분포한다.

호흡 리셋

피부, 근육, 내장 기관 등에 센서를 설치하고 항상 경계근무를 서고 있다. 체내에 이산화탄소가 많아지면 말초 화학 감지 센서는 즉각 지니(연수의 호흡, 혈관운동중추)에게 신호를 보낸다. 숨을 덜 쉬는 것으로 판단해서 숨을 빨리 쉬게 하는 것이다. 우리가 안전하게 살아갈 수 있는 것은 이런 시스템 덕분이다. 센서는 늘 정상적으로 작동해야 한다. 그래서 즉각적인 반응을 위해 지니(교감신경)는 항상 활성화 상태에 있다. 부교감신경보다 약 20~30% 더 활성화되는 게 정상이다.

부교감신경은 이완으로 대표된다. '등 따뜻하고 배부를 때'를 생각해 보라. 부교감신경은 휴식과 소화를 담당한다. 휴식과 소화는 혈액순환이 촉진되어 치유되는 재생의 시간이다. 하지만 모든 게 균형이 중요하듯이 부교감신경이 과하게 활성화되는 것도 좋지 않다. 부교감신경이 지나치게 활성화되면 무기력해지고 경계 능력이 떨어져 안전에 위협을 받을 수 있기 때문이다. 활동적인 낮 동안에는 교감신경이 좀 더 역할을 많이 한다. 갑작스러운 위험을 감지하기 위해서다. 해가 지기 시작하면 교감신경은 점차 가라앉고 부교감신경이 역할을 좀 더 늘려서 휴식의 시간을 갖는다. 이것이 정상적인 리듬이고 시스템이다.

그런데 요즘은 휴식하지 못하는 밤이 길어지고 있다. 해가 지면 자는 습관이 있는 지니(생체 리듬)는 현대의 밤에 적응하지 못한다. 밝은 불빛, 스트레스, 이어지는 업무 등으로 저녁에도 활동적으로 변해 있다. 단순히 좋고 나쁨의 문제가 아니다. 쉬어야 할 지니(교감신경)가

연장근무를 계속하고 있으니 피로가 쌓이고 긴장된 상태가 지속된다. 그러다 보면 자율신경의 균형이 무너지고 수면 문제도 발생한다. 늦게까지 이어지는 책상에서의 작업은 자세 또한 무너지게 한다. 거북목이 되면서 목 앞쪽 근육이 많이 긴장하고 가로막(횡격막)이 제대로 움직이지 못하게 한다. 그 결과 호흡이 약해지고 자율신경의 전체적인 힘이 떨어지게 되는 것이다.

가로막 왼쪽에 심장이 타고 앉아 있다. 심장의 활동을 돕기 위해 숨을 들이마시고 내쉴 때 가로막이 충분히 아래위로 왔다 갔다 해야 한다. 숨을 들이마시면 가로막이 내려가면서 가슴우리(흉곽)에 음압이 걸려 심장으로 피가 몰리게 도와준다. 반대로, 날숨 때는 올라가면서 피를 뿜게 도와준다. 혈액순환이 좋아지는 것이다. 만약 가로막을 사용하지 못하고 가슴으로만 숨을 쉬면 심장이 혹사당하고 점점 기능이 떨어지게 된다.

심장의 기능에 관심을 가져야 하는 이유는 더 있다. 사랑과 행복의 호르몬이라 불리는 옥시토신은 뇌하수체 후엽에서 분비되는 신경전달물질로 알려져 있다. 그런데 최근, 이 옥시토신이 심장에서도 분비된다는 연구 발표가 있었다.[4] 따라서 올바르게 호흡을 하지 못하면 심장의 순환 기능만 나빠지는 게 아니라 옥시토신 분비도 줄어들어

---

4   Jankowski M, Hajjar F, Kawas SA, et al. Rat heart: A site of oxytocin production and action. Proc Natl Acad Sci U S A. 1998 Nov 24; 95(24): 14558-14563.

마음, 정서적으로도 더욱 악영향을 끼치게 된다.

교감신경이 밤늦게까지 활동하면 모세혈관이 계속해서 수축해 있게 된다. 모세혈관은 산소와 영양분을 조직에 전달하고 노폐물을 받아서 정맥으로 넘기는 최전선이다. 밤은 조직에 영양이 공급되는 재생과 치유의 시간이 되어야 한다. 그런데 밤에 충분히 수면하지 못하면 세포 호흡이 원활하지 않아 모세혈관의 기능이 떨어지고 부교감신경의 힘이 부족해 빠른 업무교환을 하지 못한다. 사람의 신체는 10대에 정점을 찍고 이후 노화로 기능이 떨어진다. 남자는 30대, 여자는 40대 이후 급격히 노화가 진행되는데 교감신경은 위험을 감지하기위해 상대적으로 노화가 더디게 진행된다. 즉, 교감신경이 부교감신경의 우위에 있는 상황이 되고, 그 결과 스트레스가 지속적으로 쌓이게 된다.

자율신경을 위해 배 쪽 미주신경을 활성화하자

다미주 신경이론Polyvagal Theory의 개념을 잠시 알아보자. 아직 학계에서 다 인정하는 건 아니지만, 호흡을 통해 자율신경 기능을 강화하는 데는 도움이 된다. 다미주 신경이론은 1994년 시카고 일리노이 대학의 스티븐 포지스Stephen Porges에 의해 소개되었다. 전통적으로 자율신경계는 교감과 부교감신경계로 설명되는데 부교감신경은 주로 미주신경이 담당한다. 외부의 자극, 스트레스를 받으면 교감신경은 '투쟁-도피 반응'을 나타내고, 부교감신경은 이완을 대표로 하는 재생, 치유의 반응을 나타낸다. 이 같은 특성으로 인해 교감신경의 과도한 활성을 떨어뜨리고, 부교감신경의 힘을 높이는 것이 자율신경계의 치료 방향으로 논의됐다.

다미주 신경이론은 다른 방향의 치료를 모색했다. 다미주 신경이론에서는 미주신경을 배 쪽과 등 쪽으로 다시 나눈다. 배 쪽 미주신경은 가로막(횡격막) 상부에서 귀, 얼굴, 성대 등에 작용한다. 등 쪽 미주신경은 전체 내부 장기에 연결되어 있는데 극도의 스트레스 상황에는 완전히 주저앉아 버리는 '얼어붙기'라는 생존 전략을 구사한다. '얼어붙기' 전략은 교감신경의 '투쟁-도피 반응'을 능가한다. 갑자기 내 앞에 사자가 나타났다고 해보자. 싸울 용기가 생기기보다는 새파랗게 질려서 얼어붙게 될 것이다. 이때 작용하는 것이 등 쪽 미주신경이다. 이로써 트라우마 같은 심각한 정신적인 충격에 빠졌을 때 내장 기관 증상이 나타나는 것을 설명할 수 있다. 이 같은 상황을 극복하기 위해서는 배 쪽 미주신경을 활성화해야 한다고 포지스는 주장한다.

전통적인 부교감신경의 힘을 강화하는 것, 배 쪽 미주신경을 활성화하는 것 중 어느 이론이 더 타당한지는 우리에게 중요하지 않다. 이론적인 것은 전문가들의 몫이고, 우리는 실제 생활에 도움 되는 걸 적용하면 그만이다. 이 책의 주제인 가로막을 이용한 호흡으로 두 가지 다 활성화할 수 있는데, 여기서도 자세가 중요하다. 일자목이나 거북목으로 진행하면 등세모근(승모근)이나 목빗근(흉쇄유돌근)이 상당히 긴장하게 된다. 특히 목빗근은 더부신경(11번 뇌신경)이 돌아 나오는 곳이기 때문에 매우 중요하다. 전선에 비유하자면 여기서 꺾여서 합선이 잘 일어나기 때문이다. 미주신경(10번 뇌신경)은 더부신경과 나오는 위치가 비슷해서 상호 작용을 한다. 전선이 꼬이지 않게 평소에 자세를 바르게 하고 목, 얼굴을 자주 마사지하자. 자율신경의 힘도 좋아진다.

자율신경의 힘을 반영하는 심박 변이도[HRV]를 증가시키는 방법들은 다음과 같다.

1. 운동(고강도 인터벌 운동과 지구력 운동)[5]
2. 명상
3. 냉수 샤워(목 옆쪽이나 얼굴)[6]
4. 발 마사지[7]
5. 음악[8]

---

[5] Kai S, Nagino K, Ito T, et al. Effectiveness of Moderate Intensity Interval Training as an Index of Autonomic Nervous Activity. Rehabil Res Pract. 2016: 2016: 6209671.

[6] Jungmann M, Vencatachellum S, Ryckeghem DV, et al. Effects of Cold Stimulation on Cardiac-Vagal Activation in Healthy Participants: Randomized Controlled Trial. JMIR Form Res. 2018 Jul-Dec: 2(2): e10257. 우리 책 267쪽 '작은 스트레스에 자신을 노출하자' 편에서 찬물 샤워의 효과에 대해서 자세히 설명하고 있다.

[7] Lu WA, Chen GY, Kuo CD. Foot reflexology can increase vagal modulation, decrease sympathetic modulation, and lower blood pressure in healthy subjects and patients with coronary artery disease. Comparative Study Altern Ther Health Med. 2011 Jul-Aug:17(4):8-14.

[8] Ellis RJ, Thayer JF. Music and Autonomic Nervous System (Dys)function. Music Percept. 2010 Apr: 27(4): 317-326.

음악에 대한 의견은 다양하지만, 심박 변이도^{HRV}를 높여 심신의 안정에 도움을 주는 것은 흥얼거리는 허밍이나 편안한 음악이다.

호흡으로 교감신경의 폭주를 다스리자

전쟁 중 부대에서 낙오한다는 건 죽음과 마찬가지다. 초기 인류도 살아남기 위해서는 무리를 지어야 했다. 거기에 속하지 못하면 죽음이다. 당연히 협력을 위한 의사소통은 필수적이다. 언어가 발달하기 이전에는 몸짓과 발짓으로 소통했을 것이다. 그 수단 중 중요한 것이 눈의 흰자위, 공막이라고 불리는 거다. 월등히 넓은 흰자위를 가지고 있는 건 인간뿐이다. 침팬지와 같은 다른 유인원들은 공막이 거의 보이지 않는다. 공막이 어둡거나 좁으면 눈의 시선을 알아차리기 힘들다. 명절날 대가족이 모여 다 같이 즐겁게 식사를 하고 있는 장면을 떠올려 보자. 그중 한 명이 열심히 핸드폰을 만지고 있다. 연장자 한 명이 지그시 바라보자 어느새 다른 식구들도 다 같이 따라 본다. 이처럼 흰자위는 시선만으로도 집중해야 할 것을 알려준다. 흰자위의 발달은 방향성뿐 아니라 감정 전달에도 효과적이다. 갑자기 눈을 동그랗게 떠보라. '아이고 깜짝이야!!'라고 말하지 않아도 흰자위가 커지는 것만 보고도 놀랐다는 것을 알 수 있다.

인간은 태어나면서부터 무리 속에서 보호받으며 성장해 왔다. 끊임없이 안전하다는 신호를 받으면서 말이다. 아이는 부모의 다정한

눈빛과 목소리, 따뜻한 품, 그리고 조심스러운 움직임을 통해 무의식적으로 안전하다는 신호를 받는다. 포지스의 다미주 신경이론에 의하면, 배 쪽 미주신경이 활성화됨으로써 안정되고 긍정적인 상태가 되어 성장과 회복이 이루어진다. 그런데 안전한 상황에서도 정보를 왜곡되게 받아들이면 교감신경의 '투쟁-도피 반응'이 나타난다. 사회 속에서 안전을 느껴야 하는데 반대로 가는 것이다. 싸우고 도망간다는 것은 사회와의 단절을 뜻한다. 스트레스를 심하게 받을 수밖에 없다.

　도저히 어쩔 수 없는 막다른 상황에 몰리면 '얼어붙기', '죽은 척하기' 등의 반응이 나온다. 동물 다큐멘터리의 한 장면을 떠올려보자. 사자가 가젤을 사냥해서 입으로 꽉 물고 버티다가 전혀 움직임이 없자 먹이를 내려놓고 새끼를 데리러 자리를 떠난다. 45초 정도 지났을까, 죽은 줄 알았던 가젤이 일어나서 아무 일 없었던 듯이 가뿐히 뛰어간다. 이와 같은 '얼어붙기'는 등 쪽 미주신경이 작용하는 마지막 생존 반응이다. 트라우마를 겪은 후 나타나는 특이한 반응 중 하나는 극단적인 단절이다. 예를 들어, 마치 혼자 방에 갇힌 사람처럼 아예 밖으로 나오지 않기도 하고, 다른 사람들과의 관계를 완전히 끊는 등의 행동을 보이기도 한다. 기존에 설명하지 못한 이런 이상한 증상은 생존을 위한 '얼어붙기'와 연관된다. 이는 트라우마 치료에 중요한 시사점을 준다고 포지스는 설명한다. 그래서 트라우마 환자들을 대할 때는 긍정적인 배 쪽 미주신경을 활성화해서 단절에서 사회 속으로 갈 수 있는 실마리를 제공하는 것이 치료의 시작점이 된다.

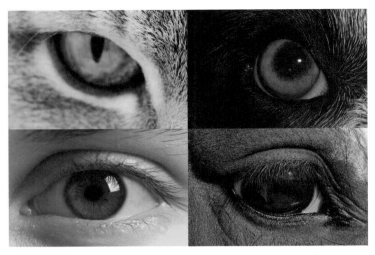

그림1-4 **다양한 공막** 사람의 눈은 여느 동물들과 달리 흰자위가 넓어 정보 전달에 능하다.

앞서 심박 변이도[HRV]에 대해 잠시 설명하였다. 다시 간단히 정리하자면 들숨과 날숨에 따라 심박수가 변하는데 심박 변이도가 높아야 건강하다. 이때 작용하는 것이 배 쪽 미주신경이다. 가로막(횡격막) 위에 있는 배 쪽 미주신경이 활성화되면 심장을 천천히 뛰게 해서 교감신경의 폭주를 막아 줄 수 있다. 급브레이크를 밟는 게 아니라 조금씩 작동한다. 과도한 스트레스 반응을 줄여주면서 교감신경의 에너지를 과하지 않게 사용해서 활기차고 집중력 있는 생활을 할 수 있게 된다.

제동(브레이크)을 효과적으로 사용하기 위해서는 우선 내가 어떤 상태에 있는지를 알아차리는 것이 중요하다. '투쟁-도피'의 상태로 가고 있는지, '얼어붙기'로 가고 있는지 내면에 귀를 기울이자. 그리고 호흡에 집중해 보자. 호흡을 알아차리는 것만으로도 진전이 있다. 호흡이라는 방법만으로도 자율신경의 전체적인 힘을 키울 수 있다.

건강의 중요한 지표, 심박 변이도

일반적으로 규칙적인 박동수가 건강하다고 생각하기 쉽다. 하지만, 숨을 들이마실 때와 내쉴 때 심장 박동수는 달라진다. 숨을 들이마시면 심장으로 피가 더 잘 들어온다. 교감신경이 항진되고 심장 박동수가 증가한다. 반대로 숨을 내쉬면 부교감신경이 항진되고 심장 박동수가 감소한다. 들이마실 때 들어온 많은 양의 혈액을 숨을 내쉬면서 전신에 내보내게 되는데 이때 높아진 심장 박동수가 그대로 유지된다면 동맥의 압력이 갑자기 높아질 수 있다. 그런데 숨을 내쉬면 심장 박동수가 떨어진다. 숨을 내쉴 때 많은 양의 피를 천천히 보내는 것이다. 이처럼 자율신경의 작용 덕분에 건강한 심장은 신체적, 정신적인 자극에 유연하게 반응할 수 있다.

이런 자율신경의 상태를 측정하는 방법으로 심박 변이도^{HRV, Heart Rate Variability}를 이용한다. 심박 변이도는 심장박동 사이의 미세한 시간 간격의 변화를 나타내는 지표다. 일반적으로 심박 변이도가 크면 우선 심장이 건강한 것이다. 자극에 잘 반응한다는 뜻이고 자율신경계의 균형이 잘 이루어지고 있다고 해석한다. 반면에 심박 변이도가 낮으면 스트레스나 자율신경에 문제가 있을 수 있다고 판단한다. 본원에서는 수액 요법이 필요한 상황에서 우선 심박 변이도를 측정한다. 정상적이면 수액 요법은 추천되지 않고 비정상적일 때에만 수액 요법을 사용한다. 그리고 수액 요법 시행 후 다시 심박 변이도를 측정해서 전후 결과를 비교

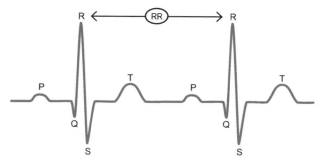

그림1-5 **심전도 그래프**

하며 효과를 확인한다.

심박 변이도의 측정은 3분간 편안히 숨을 쉬면서 심전도[ECG]를 측정하는 방법으로 한다. 심전도는 심장의 전기적 활동을 직접 반영하기 때문에 심박 변이도 측정에서 가장 신뢰되는 방법이다. 심전도상의 R과 R 사이의 간격을 측정해 보면(그림1-5 참조) 이렇게 심장 박동수의 변화를 정밀하게 추적할 수 있다. 일반적으로 심박 변이도는 여러 건강 상태와 밀접하게 연관되어 있다. 심박 변이도가 낮으면 신체적 혹은 정신적 문제가 나타날 수 있으며, 이는 심근경색 후 사망률과도 관련이 있다. 또한, 낮은 심박 변이도는 울혈성 심부전, 당뇨병, 만성 피로 증후군 등과 연관된다. 따라서 심박 변이도는 건강 상태를 관리하는 데 유용한 지표가 된다.

심박 변이도는 신체적 건강뿐만 아니라 심리적 상태와도 깊은 연관이 있다. 예를 들어, 정서적 각성과 관련된 심박 변이도 지표는 고주파 활성^{HF}과 연결되어 있으며, 높은 스트레스나 불안 상태에서 감소하는 경향이 있다. 외상 후 스트레스 장애^{PTSD} 환자들은 일반적으로 낮은 심박 변이도^{HRV}를 보인다. 심박 변이도는 자율신경계의 활성을 평가할 수 있는 간단하고 비침습적인 방법으로 가장 널리 쓰이고 있다. 이러한 특성 덕분에 심박 변이도는 의학 및 심리학 분야에서 널리 활용되며, 여러 임상 연구를 통해 개인의 스트레스 수준, 심리적 안녕 및 일반 건강 상태를 평가할 수 있다.

심박수의 박동 간 변동을 나타내는 심박 변이도를 측정하여 호흡 동성 부정맥^{RSA, Respiratory Sinus Arrhythmia}을 평가한다. 호흡 동성 부정맥은 숨을 들이쉴 때 교감신경이 항진되어 심박수가 증가하고, 내쉴 때 미주신경이 항진되어 심박수가 감소하는 현상이다.

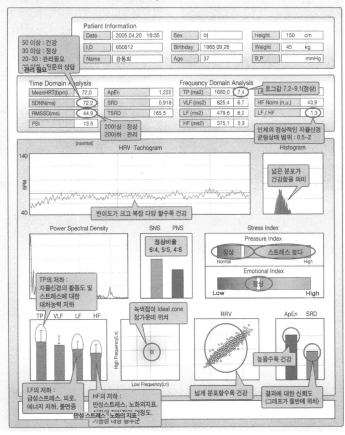

그림1-6 심박변이도 판독 자료

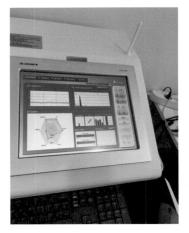
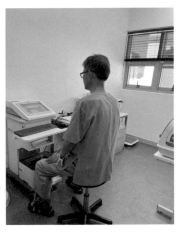

그림1-7 심박 변이도 모니터 　　　그림1-8 심박 변이도를 측정하는 모습

원인을 찾지 못해
병원을 전전하는 사람들

학계에 재미난 용어가 있다. 영국 캠브리지의 팝워스 아덴브룩스 병원에 근무하는 흉부외과 의사 로렌스 클라우드 럼Laurence Claude Lum이 이 1975년 논문에 발표하면서 사용한 말이다. 심장 내과, 소화기 내과, 신경과, 호흡기 내과, 안과, 신경외과, 정신건강의학과 등 여러 과를 다녀도 원인 불명인 환자들이 있는데, 많은 검사를 해도 거의 정상에 가까워 환자 기록철만 두꺼워진 데서 유래했다. 럼은 이것이 진단적으로 유용한 단서라고 주장한다. 과호흡증후군Hyperventilation Syndrome, 호흡 양상 장애Breathing Pattern Disorders, 여럿의 의사Multiple Doctor로 알려진 '두꺼운 기록철 증후군Fat Folder Syndrome'이 바로 그것이다.

잘못된 방법으로 너무 빠르게 호흡하는 사람들

잠을 잘 자지 못한다. 입술 주위에 마비감이 있다. 양손이 저리고 힘도 빠진다. 가슴이 답답하고 속도 메스껍다. 좌측 가슴도 가끔 쪼이듯이 아프다. 어지럽고, 시야가 뿌연 적도 있다. 식은땀도 난다. 이처럼 다양하고 많은 증상을 호소한다. 일단 심장질환처럼 위험한 질환을 배제하기 위해 심장 내과를 방문해 각종 검사를 한다. 두통, 어지러움, 손발이 저리고 힘도 빠지니 신경외과, 신경과에서 MRI(자기 공명 영상법)나 근전도 등 다양한 검사를 한다. 속도 안 좋아 소화기 내과에서도 검진받는다. 눈의 이상으로 안과 검사를 받아도 거의 다 정상이다. 결국, 정신신체질환이나 불안장애를 염두에 두고 정신건강의학과에 다니며 약을 먹고 있다. 물론, 각종 기저 질환이 겹쳐 있는 경우도 흔하다.

이런 환자가 통증클리닉에 바로 오는 경우는 흔하지 않다. 일반적으로 허리가 아프거나 목이 아파서 내원하는데 문진 중에 자세히 관찰하면 가슴이 살짝 아래위로 오르락내리락하고 목 앞쪽 근육들이 긴장해서 짧아져 있는 경우가 흔하다. 응급상태에서 쓰는 호흡 양상이다. 과장되게 표현하면, 죽기 직전에 목으로 헐떡이는 숨을 연상시키는 호흡이다. 이를 의학용어로 상부흉식호흡이라고 한다. 정상적으로 숨을 쉴 때 가슴은 앞뒤로 움직여야 하는데 지금 이 환자는 평상시에 사용해야 할 가로막(횡격막)을 못 써서 가슴이 아래위로 움직이고 있는 상황이다. 가슴과 배를 가로지르는 두툼하고 큰 가로막 근육과 목에 보이는 가늘고 짧은 근육 중 어떤 것을 사용하는 것이 더 효율적일까? 옆에 역도 선수가 있는데 굳이 마라톤 선수에게 무거운 것을 들라고 하는 것과 같다.

이 같은 환자의 상당수가 빨리 호흡한다. 아파서 그럴 수도 있지만, 평상시에도 호흡이 빠르다. 호흡 횟수는 상황에 따라 달라질 수 있으므로 정확히 규정하기는 힘들다. 보통 1분에 12~20회를 정상 호흡 횟수라고 하지만, 10~14회 정도가 더 적당하다. 15회 이상을 과호흡이라고 하는데, 2배 이상 숨을 빨리 쉬는 환자가 많다. 그런데 정작 본인은 자신이 나쁜 호흡을 하고 있다는 것을 알아차리지 못한다. 의사는 환자들이 모르는 것을 알게 해 줘야 한다. 가장 중요한 것들을 끊임없이 반복해서 '이것이 정말 내 병의 근본 원인이야!'라고 인식시켜 주는 것이다. 그래서 과호흡을 하는 환자에게 호흡을 적게 하면 된다고 거듭 알려주지만 실천하기는 생각처럼 쉽지 않다.

호흡을 얕고 빠르게 하면 산소가 많이 들어올 것 같다. 하지만 폐라는 풍선에는 이미 공기가 어느 정도 차 있다. 따라서 호흡을 얕고 빠르게 하면 들어오는 산소는 상대적으로 적고 나가는 이산화탄소가 많다. 산-염기 평형이 깨지게 되는 것이다. 혈액 속에서 이산화탄소는 탄산의 형태로 녹아 있는데 산성이 많이 빠져나가니까 우리 몸은 염기성 쪽으로 기운다. 급성인 상태에서는 지니(보상작용)가 작동해서 평형을 맞추어 나가지만, 한계를 넘어가면 급성 알칼리증 증상이 나타난다.

인턴 시절 응급실 당직을 설 때가 생각난다. 40대 후반 여자 환자가 들어왔는데 온몸의 마비감을 호소하고 숨쉬기도 힘들어했다. 히

스테리컬해 보이기도 했다. 급하게 피검사를 해서 이산화탄소 부분 압력(분압)만 확인하고 동행한 보호자한테 물어봤다. "혹시 오시기 전에 부부싸움 심하게 하지 않으셨어요?" 그렇다고 했다. 흥분해서 숨을 몰아쉬다가 갑자기 이렇게 되었다고 말이다. 급성 호흡성 알칼리증이다. 치료는 간단하다. 비닐봉지를 입에 대고 숨을 쉬라고 했다. 빠져나간 이산화탄소를 비닐에 모아서 다시 흡입하는 거다. 이산화탄소가 다시 들어가니 증상은 바로 호전된다. 다만 이 방법은 너무 오래 흡입하면 산소 부족의 위험이 있어 지금은 사용하지 않는다.

자율신경기능이상도 기록철을 두껍게 만든다

자율신경기능이상이라는 질환도 과호흡증후군과 비슷한 측면이 많다. 원인을 알 수 없어 여러 과를 전전하게 된다. 이름에서 보듯 정상적으로 작동해야 할 자율신경에 이상이 생겨 다양한 증상이 생긴다. 우리 몸은 구석구석에 센서를 설치하고 피드백을 받아 관리한다. 그래서 우리가 의식하지 않더라도 심장도 뛰고 소화도 된다. 이처럼 생존에 필수적인 역할을 하는 것이 자율신경이다. 자율신경기능이상은 이런 기능이 떨어져서 생기는 질환이다. 장기 자체는 정상인데 신호를 잘못 줘서 증상이 생겼을 뿐이다. 그런데 정상인 장기를 치료한다고 문제가 해결되겠는가? 속이 더부룩하고 메슥거려서 내과에 갔더니 철근도 소화할 강력한 위장이라고 하니 난감하다.

누웠다가 일어서면 정상인도 조금 어지러울 수 있다. 중력 때문에

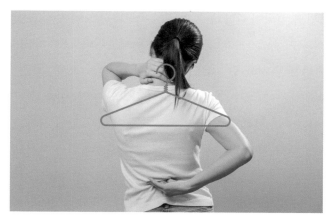

그림1-9 **목 통증 부위** 자율신경기능이상에서 나타나는 특징으로, 옷걸이 거는 부위에 목 통증이 있다.

심장에서 나오는 피가 다리 쪽으로 쏠리면서 머리로 가는 혈류량이 갑자기 줄어서 생기는 증상이다. 보통은 3분 이내에 교감신경이 작동해서 심장 박동수와 혈압을 올려 뇌 혈류량을 증가시킨다. 하지만, 자율신경 기능이 떨어져 뇌 혈류가 적절히 유지되지 못하면 다양한 증상이 나타난다. 피가 덜 가서 생기는 증상이다. 어지럽고, 시야가 흐려지고, 일시적으로 마비가 올 수 있다. 목이나 허리에 통증을 호소하기도 한다. 특징적으로 목은 '옷걸이에 거는 부분'이 집중적으로 아픈 경향이 있다.

이런 환자의 몸은 혈류를 유지하기 위해 과도하게 교감신경이 항진된다. 하지만 혈류는 원하는 만큼 증가하지 않고 다른 장기들에 대한 작용만 항진되어 나타난다. 동공이 확장돼서 눈이 부시고, 입도 마르고, 심장도 두근거리고, 진땀도 나고 창백해진다. 소화기관을 억제해 위장 운동이 저하되니 더부룩하고 니글거릴 수 있다. 특히, 서 있으면 자세 때문에 더 못 견디는 증상이 나타난다. 안 아픈 곳이 없다. 백화점이나 마트처럼 천천히 걷는 곳에 가면 너무 금세 지친다. 다리에 피가 몰려서 심장으로 제대로 돌아가지 못하니 힘이 빠지고 곧 쓰러질 것 같다. 하지만 신기하게도 누우면 이러한 증상들이 감쪽같이 사라져서, 주말에는 하루 종일 누워서 지낸다. 아침에 일어날 때는 몸이 천근만근처럼 무겁지만, 일단 일어나 움직이면 좀 나아진다. 평일에는 운동도 하고 일도 하면서 그럭저럭 지낼 만하다.

피가 아래쪽에 고여 심장으로 못 올라가서 생기는 증상은 주로 천천히 움직일 때 생긴다. 그럴 때는 발가락이나 종아리에 힘을 주어 펌프 역할을 하면 증상이 좋아진다. 혈액을 짜서 올려주기 때문에 힘들 때 달리면 증상이 빨리 좋아진다.

자율신경 기능이 심하게 떨어져 있으면 실신할 수도 있다. 이와 달리 일시적인 혈관 미주신경성 실신이 있다. 정상인에게도 나타난다. 끔찍한 장면을 목격하거나 병원에서 피를 보고 얼굴이 하얗게 되면서 실신하는 경우가 이런 사례에 해당한다. 부교감신경인 미주신경이 과도하게 작용해서 일어나는 현상이다. 이런 경우 환자를 깨우면서 다리를 들어 혈액을 머리 쪽으로 보내면 회복되는 경우가 많다. 심정지로 인해서 실신하는 예도 있다. 이런 경우에는 심폐소생술이 필요하다. 구분할 필요가 있다.

　두꺼운 기록철 증후군은 과호흡증후군을 가리키는 말이다. 자율신경기능이상도 과호흡증후군 못지않게 원인을 찾기 힘들어 기록철이 두꺼워진다. 과호흡은 산-염기 평형이 깨져 전신에 영향을 주는데, 자율신경장애는 온몸에 퍼져 있는 교감신경의 역할 때문에 증상이 생긴다. 두 가지를 다 가지고 있는 경우도 꽤 있다. 과호흡 환자가 공황장애로 진단받아 항불안제를 복용하기도 하는데 역으로 이런 약제는 자율신경 기능을 떨어지게 하는 때도 있다. 하나의 증상만 보다가는 치료 포인트를 놓칠 수 있다. 전반적으로 환자를 살펴야 하고, 그 기본에는 호흡이 있다는 사실을 알아야 한다. 이는 환자뿐 아니라 의료인에게도 아주 중요하다.

이산화탄소도
산소 못지않게 중요하다

생명체가 처음 나타난 당시의 대기는 수증기와 이산화탄소가 주를 이루었다. 녹색 식물은 물과 이산화탄소를 주된 원료로 광합성을 해서 당을 만들고 산소를 배출한다. 이러한 식물의 자급자족 과정을 통해 배설물인 산소가 대기에 풍성하게 되었다. 약 8억 년에 걸쳐 산소가 넉넉해지자 25억 년 전쯤부터 이 배설물(산소)을 원료로 이용하는 생물이 나타났다. 산소를 원료로 사용하고 이산화탄소를 배설물로 배출하는, 지금의 유산소 생활이 시작된 것이다. 하지만, 산소의 증가는 당시 지구를 지배했던 식물과 혐기성세균에게는 치명적이었다. 이산화탄소는 식물의 영양과 성장에 필수적이기 때문이다.

에너지 효율이 16배 높은 산소를 이용하면서 인류는 진화해 왔다. 하지만 유산소 생활을 하는 인류의 입장에서 꼭 필요하다고 생각하는 산소는 물론, 단순히 폐기물로 바라보던 이산화탄소에도 각자의 역할이 있다. 산소는 호흡을 통해 조직과 세포에 공급된다. 3억 개의 허파

꽈리로 들어온 산소는 혈액으로 확산하여 적혈구 속의 헤모글로빈 분자에 실려서 옮겨진다. 우리 몸에는 25조 개의 순환 열차(적혈구)가 있다. 열차에는 객실(헤모글로빈)이 무려 2억 7,000만 개가 있고, 승객(산소)은 객실당 4명이다. 열차가 다시 돌아오기까지(순환하는 데) 걸리는 시간은 대략 1분 정도이다. 엄청나게 빠른 속도다.

정차역마다 대략 10억 명의 승객(산소)을 내려 주려면 객실 문을 열어 주어야 하는데, 열쇠가 필요하다. 바로 이산화탄소가 산소를 내려 주는 열쇠다. 그 많은 객실을 열어 주려면 절대적인 양의 이산화탄소가 필요하다. 즉, 세포에서 산소를 이용하려면 이산화탄소도 필요하다는 것이다. 산소포화도는 95~99%가 정상 수치다. 이는 순환 열차(적혈구)에 승객(산소)이 거의 다 타고 있다는 뜻이다.[9] 이 정도 산소포화도면 어떤 격렬한 운동을 해도 충분히 감당하고도 남는 양이다.

이는 1904년 덴마크 생리학자 크리스티안 보어Christian Bohr가 발견한 보어 효과Bohr Effect에 대한 설명으로, 여기서 가장 중요한 것은 이산화탄소가 있어야 산소가 세포로 공급된다는 사실이다. 과다하게 호흡을 많이 하거나 깊은 호흡을 해서 이산화탄소가 감소하면 에너지효율이 떨어진다. 그 결과 산소가 세포로 공급되지 못하고 다시 돌아가야 하는데 돌아가는 산소 중에는 활성산소로 독작용을 하는 경우도 생긴다. 즉, 적게 숨 쉬는 것만으로도 활성산소로 인한 부작용을 예방

---

9   제임스 네스터, 《호흡의 기술》, 승영조 번역, 북트리거, (2021), 115~117쪽

할 수 있다는 거다.

운동 중에 많이 쓰는 근육으로 산소가 많이 보내지는데, 그 이유가 보어 효과로 간단히 설명된다. 에너지를 많이 사용하면 이산화탄소가 많이 생성된다. 이산화탄소가 많아지면 헤모글로빈이 산소를 많이 놓아 주기 때문에 세포에 산소가 잘 공급되는데, 이때 덜 쓰는 근육보다 에너지가 필요한 근육으로 산소가 더 많이 간다. 또한 이산화탄소 자체에는 혈관 확장 기능이 있다. 따라서 헐떡이는 숨으로 운동을 하는 것보다 숨을 천천히 참으면서 하는 호흡이 훨씬 몸에 이롭다.

특정 질환이 없는 한 산소가 부족해질 일은 없다. 호흡을 많이 하든 적게 하든 우리가 건강하기 위해서는 이산화탄소가 필요하다는 걸 잊지 말자.

먹어도 살이 안 찌는 이유, 이산화탄소에 있다

우리 몸은 산소를 받아들여서 이산화탄소로 내보낸다. 이때 산소O_2 분자량:이산화탄소CO_2 분자량 = 32:44인데, 분자식을 잘 보면 O_2(산소)는 같은데 C(탄소)만 다르다. 즉, 탄소만큼 더 내보내는 것이다. 그래서 날숨이 들숨보다 약 30% 무겁다. 음식물(탄수화물, 지방, 단백질)을 먹으면 산소를 이용해서 에너지를 만들고 다 사용한 산소는 탄소나 수소와 결합하여 배출된다. 음식물에 들어 있는 많은 탄소는 소변만으로 없애기 힘든데 이 여분의 탄소가 산소와 만나 이산화탄소로 변하여 호흡을 통해 제거된다. 이것은 체중 조절의 주요 수단으로, 음식을 먹어

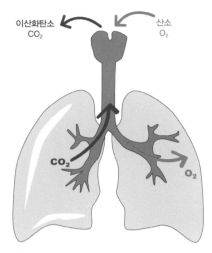

그림1-10 **가스 교환** 산소는 폐로 들어가고 이산화탄소는 배출된다.

도 크게 살이 찌지 않는 이유가 호흡을 통해서 탄소를 배출하기 때문이다.[10] 특히, 섭취된 지방의 84%가 호흡을 통해서 배출된다.[11]

이처럼 우리 몸에는 이산화탄소가 필요하다. 태초에 생명이 발생했을 때는 산소가 없었다. 그런 상황에서 이산화탄소를 이용하는 생명체가 탄생했고, 이들은 이산화탄소를 받아들여 산소를 배출했다. 그리고 개체 수가 늘어나자 산소가 많아지는 환경이 조성됐다. 거꾸로 산소가 많아지니 이번에는 산소를 이용하는 생명체가 만들어졌

---

10   에드거 윌리엄스, 《호흡》, 황선영 번역, 진성북스, (2022), 48~49쪽

11   Meerman R, Brown AJ. When somebody loses weight, where does the fat go? BMJ. 2014 Dec 16:349:g7257.

다. 지구상은 이런 생명체로 뒤덮이기 시작했다. 무산소 생명체는 멸종하거나 산소가 거의 없는 심해나 생명체의 장기 등에 혐기성 세균으로 살아남아 있다.

'숨쉬기'를 통해 대부분의 체중 감량이 이뤄진다

많은 사람이 체중 감량을 위해 노력하지만 좀처럼 성과를 내지 못한다. 어떻게 하면 효과적으로 체중을 감량할 수 있을까? 2014년 의학 저널 《BMJ》 크리스마스 호에 실린 호주 뉴 사우스 웨일스대학 연구에 따르면 감량한 체중의 대부분은 호흡을 통해 이산화탄소^{CO_2}로 빠져나간다고 한다. 앤드류 브라운$^{Andrew\ Brown}$ 교수와 루벤 미어맨$^{Ruben\ Meerman}$은 '체중 감량'을 위한 새로운 계산법을 소개했다. 저자들은 "사람들은 대부분 지방이 에너지나 열로 전환되어 질량 보존 법칙을 위반한다고 믿는다. 이러한 오해는 대학 생화학 수업에서 '에너지 인/에너지 아웃'이라는 만트라와 에너지 생산에 초점을 맞추기 때문에 생긴 것으로 생각된다. 또 다른 오해는 지방의 대사산물이 대변으로 배설되거나 근육으로 전환된다는 것이다"라고 설명한다.

음식을 먹어 과도하게 흡수된 탄수화물과 단백질은 중성지방^{triglyceride}으로 바뀐다. 체중을 줄이고자 할 때는 이 중성지방을 대사시켜야 한다. 중성지방은 탄소^C, 수소^H, 산소^{O}로 구성되어 있고 '산화^{Oxidation}' 과정을 통해 분해된다.

$$C_{55}H_{104}O_6(지방) + 78O_2 \rightarrow 55CO_2 + 52H_2O + 에너지$$

연구진은 지방 10kg이 완전히 분해될 때 이 중 8.4kg은 이산화탄소

CO_2로 바뀌어 폐를 통해서 빠져나가고 나머지 1.6kg은 물H_2O로 전환된다는 것을 확인하였다. 연구 계산 결과에 따르면, 신체 지방 10kg을 완전히 분해하기 위해서는 산소O_2 29kg을 들이마셔야 하며, 산화 과정을 통해 28kg의 이산화탄소와 11kg의 물 분자가 만들어진다. 이 연구를 통해 섭취한 지방의 84%가 폐를 통해 빠져나간다는 사실이 밝혀졌다.

연구 결과에 따르면 폐는 체중 감소를 위한 주요 배출 기관으로 기능한다. 평균 70kg의 사람이 혼합 식단(호흡 지수=0.8[12])을 섭취할 때, 1분당 12회 호흡하고, 약 200ml의 이산화탄소를 호흡으로 배출한다. 따라서 한 번의 호흡에서 33mg의 이산화탄소가 배출되며, 그중 8.9mg이 탄소다. 하루 총 17,280회(12회×60분×24시간)의 호흡을 하면 약 154g의 탄소를 소비한다. 이는 아무것도 안 하고 숨만 쉬는 기초대사율 상태에서의 소비량이다.

그렇다면 일상 활동을 했을 때 하루 동안 배출되는 탄소량을 계산해 보자. 하루 동안 8시간은 잠을 자고, 8시간은 휴식을 취하며, 나머지 8시간 동안 가벼운 활동을 통해 대사율이 평소의 두 배로 높아진다면 하루에 약 0.74kg의 이산화탄소를 내보내고, 그에 따라 203g의 탄소를 잃는다. 203g의 탄소량이라면 어느 정도의 당분일까? 500g의 설

---

12 호흡 지수RQ, Respiratory Quotient는 우리 몸이 에너지를 만들 때 사용하는 연료의 종류를 나타내는 지표이다. RQ는 호흡에서 배출되는 이산화탄소와 흡입되는 산소의 비율로 계산된다. RQ 값이 0.8이라는 것은 우리가 섭취하는 에너지원의 대부분이 탄수화물과 지방에서 나왔음을 의미한다. 간단히 말해, RQ가 1이면 주로 탄수화물(예: 설탕)을 사용하고 있다는 뜻이고, RQ가 0.7이면 주로 지방을 사용하고 있다는 뜻이다. RQ가 0.8인 경우는 탄수화물과 지방을 혼합해서 사용하고 있다는 뜻이다. 따라서 RQ 0.8은 균형 잡힌 식단을 나타내며, 다양한 에너지원이 사용되고 있다는 것을 의미한다.

탕(자당)은 약 8400KJ(킬로줄)의 에너지를 제공하고, 210g의 탄소를 포함하고 있다. 이처럼 우리는 일상의 활동만으로도 상당한 양의 탄소를, 호흡을 통해 배출하고 있다. 호흡만으로도 체중 감량이 되는 것이다. 휴식 시간을 운동으로 바꾸면, 예를 들어 조깅을 통해 대사율이 7배로 증가하게 되면, 추가로 39g의 탄소가 더 빠져나가고, 총 탄소 손실량이 약 240g으로 증가한다.

긴장할 때 하라는 심호흡,
과연 좋은 호흡일까?

긴장하거나 스트레스가 있을 때 흔히 듣는 조언이 심호흡을 하라는 거다. 심호흡은 말 그대로 숨을 깊이 들이마셨다가 내쉬라는 뜻이다. 그런데 많은 사람이 숨을 깊게 쉬라고 하면 최대한 가슴을 부풀려서 입을 벌리고 들이마셨다가 빨리 내쉬는 식으로 호흡한다. 예전에 국민체조 제일 마지막에 숨쉬기 체조할 때처럼 말이다. 깊이 호흡을 하려면 폐의 상부에서 하부까지 깊숙이 공기가 들어가야 하는데, 가슴만 사용하기 때문에 실제로는 얕은 호흡이 되는 것이다. 하부까지 공기가 들어오려면 가로막(횡격막)이 수축해서 아래쪽으로 내려오면서 확장해야 한다. 잠들어 있는 아기를 보라. 자연스럽게 배가 부풀었다 꺼지면서 코로 숨을 쉬고 소리도 거의 안 들린다. 이것이 깊은 호흡이다.

심호흡은 단순한 스트레칭에 불과하다

숨을 크게 많이 마시면 산소가 신체의 구석구석으로 더 많이 퍼질 것 같지만 이는 잘못 알려진 정보다. 산소를 많이 들이마신다고 다 세포 속으로 들어오는 것은 아니다. 폐를 통과하면 벌써 산소의 95~99%는 헤모글로빈과 결합한 상태인데, 헤모글로빈과 결합한 산소는 바로 사용을 못 하기 때문이다. 조직으로 산소를 공급하려면 적당한 양의 이산화탄소가 필요하다. 공기의 순환이 많아지면 이산화탄소만 많이 배출돼서 조직으로의 산소 공급은 더 줄어든다.

운동선수 중에도 심호흡을 하는 사람들이 많다. 마라톤을 끝내고 혹사한 몸으로 숨 쉬는 모습을 보면 심호흡의 전형적인 모습을 볼 수 있다. 바닥에 누워서 입을 벌리고 가슴을 헐떡이는 모습 말이다. 일반인뿐만 아니라 전문적인 선수들과 건강 관련 종사자들도 잘못된 정보를 가지고 있다. 특히, 마라톤과 같은 운동을 할 때 지구력을 강화하기 위해서는 많은 양의 공기가 폐로 들어와서는 안 된다. 과호흡으로 인해 폐가 팔다리보다 먼저 지쳐서 헐레벌떡하게 되기 때문이다. 호흡량과 호흡 횟수를 줄여서 이산화탄소를 충분히 저장하고 규칙적으로 조절해서 숨을 쉬면 경기력이 향상된다.

에베레스트산과 같은 고산지대에는 산소가 희박해서 겨울에 밀폐된 텐트 속에서 난로를 켜 놓고 잘 때 산소 부족으로 종종 사고가 나지만, 이런 경우를 제외하곤 통상적인 상황에서 산소가 부족할 일은 없다. 일반적인 호흡으로도 충분하다. 들어오는 산소의 75%가 다시 날숨으로 나가고 운동 등 격렬한 상황에서도 25%는 다시 날숨으로 나간다. 모자라기는커녕 오히려 많아서 문제다. 심호흡은 활성산소를 발생시켜 만병의 근원으로 작용할 수 있다.

숨은 자는 동안도 잘 쉬어진다. 지니(연수의 화학 중추)가 이산화탄소 농도를 잘 감지해서 자동으로 숨을 쉬게 한다. 그런데 인위적인 심호흡은 이 시스템을 교란할 수 있다. 이산화탄소 농도의 기준점이 낮아질 수 있고 그러면 지니(연수의 화학 중추)가 과도하게 작동해서 고장 날 수도 있다. 몇 번의 심호흡이야 상관없겠지만, 뛰거나 걷는 내내 의도적으로 자주 심호흡을 해서는 안 된다. 10번 이상은 하지 말자. 5분 이상도 안 된다. 심호흡에는 공기가 많이 들어가면 가슴이 늘어나고 허파꽈리가 늘어나는 정도의, 스트레칭 이상의 의미는 없다. 우리가 등을 쭉 펴고 기지개를 켜는 것과 흡사한 정도의 이완을 느낄 뿐이다. 심호흡 대신 가로막(횡격막)을 이용해서 적게 마시고 길게 내쉬자.

숨을 충분히 내쉬려면 허리를 숙이고 심호흡하면 된다. 그러면 중력의 영향을 받아 배가 아래로 충분히 나온다. 배가 충분히 나가면 들어오는 공기도 많아진다. 다시 한번 마라톤 경기를 한 후 기진맥진해서 결승선을 통과한 선수들을 떠올려 보자. 트랙에 드러눕기 전에 무릎에 손을 대고 허리를 굽혀 숨을 고르고 있는 모습을 자주 목격했을 것이다. 같은 방식으로 직접 숨을 쉬어 보라. 환자들에게도 시켜 보면 놀란다. 지금까지 해오던 것과 다른 방식인데, 해 보니 숨이 더 잘 쉬어지기 때문이다. 쪼그리고 앉아서 쉬어도 잘 쉬어진다. 무릎 아픈 환자는 힘들겠지만, 젊을 때는 자주 해야 한다. 그렇지 않으면 엉덩관절(고관절) 가동 범위가 줄어든다. 쓰지 않으면 굳는 것이다.

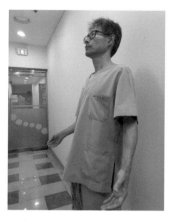 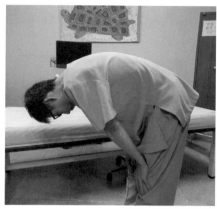

그림1-11 **일반적인 심호흡 모습** 가슴만 올라가는 심호흡은 하지 말자.

그림1-12 **가로막호흡의 예** 허리를 숙이면 배의 움직임이 좋아져서 가로막호흡이 더 잘 되어 깊은 호흡을 할 수 있다. 가끔 스포츠 중계 때 선수들이 이렇게 호흡하는 모습을 볼 수 있다.

우리 몸에 남은 산소는 활성산소를 배출한다

자동차는 연료를 이용하고 남은 부산물로 배기가스를 배출한다. 먼 거리를 이동할 때는 연료 소모도 많고 배기가스도 많이 나온다. 그런 면에서 요즘 나온 차들이 신호 대기 중에 엔진이 꺼지는 것은 아주 합리적이다. 예전 차들은 대기하는 중에도 시동이 켜져 있어 조금이지만 배기가스가 나온다. 겨울철 공회전을 하지 말자는 캠페인이 생각난다. 대기오염을 줄이기 위해 공회전을 하지 말자는 것인데 현실적이지 못한 주장이다. 잘 알고 효율적으로 사용하면 된다. 마찬가지로 호흡을 통해 산소를 마시면 부산물로 활성산소가 생긴다. 호흡을 통해 체내로 들어온 산소의 산화 과정에서 생성되는 몸에 좋지 않은 여분의 산소다. 하지만 앞서 말했듯이 지니(DNA)는 우리 생존에 필요한 것만 진화시켜 왔다. 활성산소도 예외가 아닐 것이다. 장단점이 있을 뿐, 뭐든지 과하면 탈이지 무조건 나쁜 건 없다.

생존에 꼭 필요한 산소도 과하면 독이 된다

응급실에서 산소마스크를 쓰고 있는 환자를 흔히 목격한다. 심폐소생술^{CPR}이 필요한 상황에서 숨을 못 쉬는 환자에게 기관내삽관이라는 숨길을 열어 주는 행위를 한다. 입에 호스를 넣어 산소를 불어 넣어 주는 것이다. 수술장에서 이뤄지는 마취도 똑같은 순서로 한다. 숨을 쉬어서 산소가 들어가야 살 수 있기 때문이다. 지금은 통증 환자만 진료하지만, 30년 전 마취통증의학과 의사로서 일하던 때가 생각난다. 호흡과 산소. 마취통증의학과 의사로서 떼어 놓고 생각할 수 없을 정도로 친숙한 주제다. 한때 배우 이영애 씨의 청량한 이미지를 살린 '산소 같은 여자'라는 광고 카피가 유명했었다. 하지만, 광고와 달리 산소는 잘 쓰지 않으면 독이 된다.

중환자실의 환자에게 최적의 산소 농도를 맞추어서 투입하기는 항상 어려운 과제다. 특히, 환자가 미숙아인 경우가 그렇다. 과량 투입하면 실명하거나 폐에 치명적인 손상을 준다. 우리 몸에는 산소에 특히 취약한 조직이 있다. 생물체의 출현은 식물들이 이산화탄소를 먹고 산소를 부산물로 내뱉으면서 나타났다. 산소에 치명적인 영향을 받는 혐기성 생명체들은 멸종하거나 산소가 없는 곳으로 숨었다. 심해 바다나 깊은 땅속, 우리 몸의 장(腸) 같은 곳이다. 우리 몸의 에너지는 산소를 이용해서 미토콘드리아에서 만든다. 미토콘드리아는 37조 개의 세포 속에 들어 있다. 대략 25%를 차지하는 꽤 높은 비율이다. 미토콘드리아의 기능이 떨어지면 다 사용하지 못한 산소가 빠져

나오는데, 이 산소가 세포핵과 접촉하는 순간 미토콘드리아가 바로 죽는 것이 관찰되었다. 이때 빠져나온 산소는 독으로 작용한다.[13]

활성산소는 공기 중에도 자연적으로 약 0.2% 정도 존재한다. 날씨가 궂은 저기압에는 많이 증가할 수 있어 호흡기 질환이 있는 환자들은 조심해야 한다. 과식이 해롭다는 것은 누구나 안다. 배가 부른데도 계속 더 먹으면 배탈이 날 수 있다. 소화를 위해 많은 에너지와 산소를 사용하게 되고, 그 결과 활성산소도 늘어나기 때문이다. 이래저래 과식은 좋지 않은데 산소도 마찬가지다. 쓸 만큼만 받아야 한다. 공기 중 산소가 차지하는 비율은 21%다. 일반적인 경우 우리 몸속으로 들어온 산소 중 25%만 흡수되고 75%는 다시 빠져나간다. 과호흡할 필요가 없는 것이다. 인공호흡 때 날숨(산소 16%)으로 숨을 불어넣어도 사람을 살릴 수 있는 이유이기도 하다.

호흡 시 공기 중으로 빠져나가지 못하고 남은 산소는 활성산소로 변하는데, 이 활성산소가 우리 몸에서 대량으로 발생할 때가 있다. 채혈을 할 때는 혈관이 잘 보이도록 고무줄로 팔뚝을 감았다가 푸는데 어릴 때 비슷한 놀이를 한 기억이 있을 것이다. 손목을 반대편 손으로 꽉 조이고, 그 상태로 손을 10번 쥐었다 폈다 하고 다시 손목을 풀어주면 손 전체가 저렸던 경험 말이다. 이처럼 혈관이 막혔다가 풀리면

---

13   하루야마 시게오, 《뇌내혁명》, 오시연 번역, 중앙생활사, (2020), 203~208쪽

서 다시 피가 통하는 것을 재관류^{Reperfusion}라고 한다. 혈관외과에서 손상된 혈관을 이을 때 혈관 양쪽을 집게로 막았다가 연결 후 피가 통하도록 풀었을 때 발생한다. 이때 다량의 활성산소가 나오면서 혈관을 훼손해서 염증을 일으킨다. 조직과 유전자도 손상돼서 암을 발생시키기도 한다.

스트레스를 받아도 같은 현상이 생긴다. 스트레스를 받으면 강력한 아드레날린계 혈관 수축 물질이 분비되어 모세혈관을 거의 막는다. 혈구 하나가 겨우 통과할 정도로 작은 지름인 모세혈관이 막히면서 순간적이지만 혈류가 잠시 멈춘다. 그런데 심장은 계속 박동해서 일정한 힘으로 혈액을 밀어낸다. 이에 따라 심장의 수축력도 높아져 막혔던 혈관이 열리게 되고 혈류도 잠시 후 다시 흘러간다. 같은 재관류다. 그래서 스트레스를 조심해야 한다. 만병의 근원인 활성산소가 대량으로 발생하기 때문이다.

올림픽 스타들이나 유명한 운동선수들이 의외로 고생하면서 생을 마감하는 경우가 꽤 많은데 그 이유가 바로 과격한 운동으로 인한 활성산소 때문이다. 격렬하게 운동하면 산소를 많이 들이마셔 에너지 생산을 많이 한다. 어쩔 수 없다. 게다가 구강호흡으로 상부흉식호흡을 하게 되면 그 부작용은 활성산소에 더해져서 건강에 치명적이다. 만약, 그 운동이 신체의 한쪽만 발달시키는 종류라면 비대칭도 유발할 수 있다. 테니스 선수처럼 한쪽 팔만 계속 사용하면 팔 길이에 차이가 생긴다. 오른손잡이는 좌회전하면서 라켓을 휘두르는데, 이렇게 한쪽으로만 치면 반대 방향은 덜 돌아가게 된다. 그 결과 몸이 비대칭이 되고, 수면 중에도 한쪽으로 누워서 자는 습관을 만든다. 한쪽으로만 누워서 자면 아래쪽은 눌려 혈액순환도 나빠진다. 악순환의 연속이다. 과격한 운동보다 적당한 운동이 건강에는 더 이롭다.

담배, 수면 부족, 대기오염물질, 정크푸드, 서구화된 식생활 등도 활성산소를 증가시킨다. 우리가 섭취하는 과일, 채소의 항산화 능력도 예전에 비해 떨어져 있다. 잘 씹어야 침이 잘 나온다. 그런데 우리는 부드러운 음식을 좋아해서 씹는 시간이 줄었고, 그 결과 활성산소를 중화시키는 효소가 들어 있는 침이 덜 나오게 되었다. 평소에도 입이 벌어져 있어 입이 마르고 구강호흡이 습관이 되어 침이 말라 있다. 여러모로 활성산소를 제거하는 능력이 떨어지는 환경에 살고 있는 것이다. 잘 씹는 것은 뇌를 좋게 하는 데도 중요하다는 점에서 더욱 안타까운 현실이다.

생활습관으로 활성산소의 과다 발생을 막자

산소는 분해되는 과정에서 활성산소로 변한다. 그 결과 활동성이 강력한 산화제가 생겨난다. 산화 현상은 일상에서도 쉽게 찾아볼 수 있다. 녹이 슬어 철이 부식되고 깎아 놓은 사과색이 변하는 현상, 오래된 기름에서 냄새가 나고 고무가 삭아서 딱딱해지는 것이 모두 산화 현상이다. 쓰고 남은 활성산소는 우리 몸도 산화시킨다. 특히, 혈관 벽이 산화되면서 발생한 염증으로 인해 여러 가지 문제가 발생한다. 염증이 발생한 혈관 벽은 탄력을 잃어 동맥경화증을 유발하고 심장과 뇌혈관 질환으로 이어진다. 또 유전자도 공격해 당뇨병, 자가 면역질환 등의 생활습관병을 만들기도 한다.

물질이 산소와 결합하는 것을 산화라고 한다. 이는 분자나 원자 이온 등이 전자를 잃어버리는 과정으로, 전자를 잃어버리면 양전하로 변해간다. 반대로 전자를 얻으면 환원이라고 하는데, 항산화제가 이런 역할을 한다. 전자, 즉 마이너스 전위를 가진 음식을 섭취하는 게 우리 몸에 이로운 이유다. 산소는 820mV(밀리볼트)로 산화력이 상당히 높은 편이다. 보통 막 태어난 신생아의 경우 0~100mV 정도 되고, 성인은 200~600mV가 된다. 나이를 먹을수록 몸이 산화되고 있는 것이다. 수소는 -420mV로 활성산소를 잘 중화할 수 있다.[14] 현재 선풍적인 인기인 맨발 걷기의 효과는 접지 때문인데 그 이론의 배경이기도 하다. 맨몸으로 땅과 접촉하면 몸의 전하가 0mV로 바뀐다.

우리가 먹는 음식의 전위는 마이너스로 가면 제일 좋다. 보통 200mV 미만이면 환원력이 좋다고 하며 이에 해당하는 물을 환원수라고 부르고, 그 이상은 산화수라고 부른다. 돈을 주고 사 먹어야 하는 단점이 있지만, 생수 등이 200mV 정도 된다. 그림1-13을 보면 수돗물이 제일 우측에 있다. 수돗물은 소독을 위해 염소가 섞여 있어서

---

14   하루야마 시게오, 《뇌내혁명》, 오시연 번역, 중앙생활사, (2020), 187~189쪽

그대로 마시면 몸에 좋지 않지만, 받아서 하루 정도 두면 상당수의 염소 성분이 휘발한다. 아니면 끓여서 사용하면 된다. 단, 살균력이 없어져서 하루가 지나면 세균 번식의 가능성이 있다. 돈을 많이 들이지 않고도 활성산소를 줄이는 방법은 많다. 그림1-13을 참고해서 음식물을 고르자.

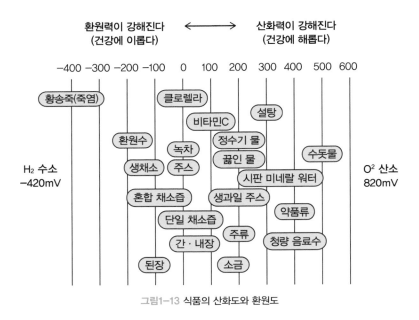

그림1-13 식품의 산화도와 환원도

이제부터 지니(항산화시스템, 각종 효소, 미네랄)가 바쁘게 일을 한다. 가장 대표적인 해독제는 체내에서 만들어지는 SOD$^{Superoxide Dismutase}$다. 수렵채집하던 아주 먼 옛날에는 이거 하나면 충분했지만, 지금은 활성산소의 노출이 대폭 늘어서 이걸로는 충분하지 않다. 게다가 SOD 는 계속 만들어지지 않고 뇌 성장이 멈추면서 서서히 생성 능력이 떨어진다. 인간의 뇌는 25세까지 발달한다고 알려져 있다. 이후부터 활성산소의 폐해가 더 커지는 것이다. 따라서 나이가 들어감에 따라 활성산소를 덜 발생시키는 생활 습관을 지녀야 건강할 수 있다.

그중 하나가 가로막(횡격막)을 이용한 가로막호흡이다. 엔도르핀과 같이 혈관을 넓히고 활성산소를 제거하는 프로스타글란딘^{Prostaglandin}이라는 물질이 있다. 프로스타글란딘은 폐 기저부에 분포하고 있어 상부흉식호흡으로는 배출되지 않고 가로막을 아래위로 충분히 움직이면 혈액과 림프액으로 흘러나온다. 항산화 물질인 프로스타글란딘은 염증을 줄이고 혈액순환을 좋게 해 심혈관 질환과 호흡기 질환 개선에 도움이 된다.[15] 앞서 언급한 바와 같이 스트레스를 가라앉히는 효과도 있다. 잊어버리고 있던 가로막호흡의 힘은 이토록 대단하다.

활성산소에도 중요한 역할이 있다. 산소를 분해해서 생기는 활성산소는 살균력이 강하기 때문에 세균을 무찌르는 데 아주 훌륭한 무기다. 그런데 산소는 불이 잘 붙고 반응성이 강하다. 산소가 몸에 들어오면서 에너지를 발생시키면 열이 나는데, 혹시 폐에 불이 붙는다는 생각은 안 해 봤는가? 평생 폐에 들어오는 산소는 2,100만 L(리터)

---

15   하루야마 시게오, 《우뇌를 활용하는 뇌내혁명》, 오시연 번역, 중앙생활사, (2021), 141쪽

나 된다고 한다. 산소는 수소와 혼합해 로켓연료로 사용할 정도로 폭발력이 강한 위험한 물질이다. 그런데 다행히 지니(각종 효소)가 산소와 수소가 만나면 활성산소가 나오게 안전장치를 만들어 놓았다.[16] 즉 활성산소도 생존에 필수적이라는 걸 알 수 있다.

산소 없이는 살아갈 수 없다. 이산화탄소와 물도 마찬가지다. 하지만 우리는 산소가 치명적인 독작용도 한다는 것을 알았다. 무엇이든 과하면 좋지 않은 것이다. 필요한 만큼만 적당히 섭취하고 항산화력이 높은 식품을 찾아 먹자. 운동은 적당히 활성산소가 나오지 않는 범위에서 하자. 대화할 수 있을 정도의 빠른 걷기 수준이 적정하다. 한 정거장 일찍 내리기, 계단 이용하기 등 일상에서 조금 더 움직이는 것도 좋다. 피할 수 없는 스트레스는 잘 받아들이는 노력도 필요하다. 하루야마 시게오의 책 《뇌내혁명》에서 주장하듯이 우뇌를 활성화하는 즐거운 생각을 해서 알파파를 발생시키자. 또 엔도르핀을 분비해서 활성산소를 중화시키자. 엔도르핀은 뇌를 젊게 하는 효과도 있다. 가로막(횡격막)을 이용한 호흡을 생활화하는 게 관건이다.

---

16   에드거 윌리엄스, 《호흡》, 황선영 번역, 진성북스, (2022), 106~107쪽

산화환원, 젊음과 건강의 열쇠를 찾아서

우리 몸은 끊임없이 변화하는 복잡한 화학 공장이다. 이 공장 안에서 일어나는 수많은 반응 중에 산화와 환원은 우리의 건강과 노화를 좌우하는 핵심 과정이다. 산화는 마치 쇠가 녹슬듯 세포를 손상시켜 노화를 앞당기고 각종 질병을 불러일으키는 주범이다. 반면 환원은 이러한 산화 작용을 막고 세포를 건강하게 유지하는 데 꼭 필요한 과정이다. 녹슨 못에 기름을 발라 녹을 제거하는 것처럼, 우리도 강한 환원력을 지닌 음식을 먹음으로써 몸속 산화를 방지하고 건강을 지킬 수 있다.

우리가 먹는 음식은 체내에서 산화와 환원 반응을 일으키며, 이때 그 힘의 정도를 나타내는 지표가 바로 '산화환원전위ORP, Oxidation Reduction Potential'다. 모든 물질은 마치 자석의 N극과 S극처럼 전자를 주는 성질(환원력)과 빼앗는 성질(산화력)을 갖고 있다. ORP는 이런 성질을 밀리볼트mV 단위의 전위차로 표현하며, 수치가 높을수록 산화력이, 낮을수록 환원력이 강하다고 볼 수 있다. 일반적으로 +200mV 이하의 식품은 건강에 이롭고, 그 이상은 산화력이 강한 것으로 간주된다.

소금, 단순한 조미료 이상의 의미

소금은 우리 식탁에서 빠지지 않는 조미료이지만, 그 종류에 따라

ORP 수치가 크게 달라진다. 대부분의 일반 소금은 산화력을 지니지만, 구워 내거나 특별한 가공 과정을 거친 소금은 오히려 환원력을 가질 수 있다. 소금을 굽는 과정은 ORP 수치에 상당한 영향을 미치는데, 고온에서 가열하면 소금 내부의 다양한 화합물들이 변화를 겪게 된다. 특히 산화를 촉진하는 산소와 같은 원소들이 분리되거나 기화되는데 이때 소금 내부의 산화 유발 요인이 줄어들어 결과적으로 산화력이 낮아진다. 시중에서 볼 수 있는 구운 소금 제품들은 여전히 양(陽)의 ORP 값을 나타내지만, 일반 소금에 비하면 그 수치가 훨씬 낮은 편이다.

항산화 효소 활성화를 위한 최적의 선택, 죽염

필자가 먹는 죽염을 소개하겠다. 평소 소금의 중요성을 강조하는 이유는 활성산소를 없애는 환원력에 있다. 소금을 많이 먹으면 혈압이 높아진다고 알려져 있다. 그래서 일반적으로 저염식을 권장하지만, 필자의 생각은 다르다. 정제염은 고혈압의 유발인자가 되지만, 죽염은 그렇지 않다. 최근에 죽염은 혈압을 올리지 않는다는 연구 결과들도 나오고 있다.[17] 그런 이유로 필자는 주변에 죽염을 권장하고 나눠주고 있다. 먹어 봤는데 혈압이 올라가면 안 먹으면 된다. 무엇이든 과하면 탈이 나는 법이다. 그러니 먹는 동안 무슨 변화가 있는지 잘 알아차리면 된

---

17 방준호, 박병윤, 김동석. 죽염 섭취가 혈압 및 전해질에 미치는 영향.《한국위생과학회지》. 2002년 12월:8(2):87~95.

다. 그렇게 자기 몸을 잘 관찰하면 반드시 해답을 줄 것이다.

호흡, 맨발과 더불어 죽염은 필자가 기본으로 실천하는 건강 트리오다. 죽염 섭취는 건강에 매우 이로운 선택이 된다고 필자는 생각한다. 《뇌내혁명》의 저자 하루야마 시게오도 황송죽이 지구상 어떤 식품보다도 강한 환원력을 지닌다고 주장한다. 일본에서는 죽염을 황토, 소나무, 대나무를 이용해 구운다고 해서 '황송죽'이라고 부르는데 하루야마 시게오에 따르면 황송죽의 ORP 수치는 −400mV에 달한다.

죽염을 만드는 이유는 크게 세 가지로 나눌 수 있다. 첫째, 불순물을 제거하기 위해서이다. 천일염에는 간수라는 물질이 포함되어 있고, 해양 오염으로 인해 중금속이 섞일 가능성도 있다. 하지만 800~1,300℃ 이상의 고온에서 구워지는 죽염은 이런 불순물들을 대부분 제거할 수 있다. 둘째, 미네랄의 형태를 변화시켜 우리 몸의 흡수율을 높인다. 높은 열은 미네랄의 구조를 바꿔 우리 몸이 더 쉽게 흡수할 수 있게 만든다. 셋째, 새로운 미네랄을 합성한다. 죽염 제조에 사용되는 대나무, 황토, 송진 등의 재료에는 우리 몸에 좋은 미네랄이 풍부하다. 고온에서 구워지는 동안 이 재료들의 미네랄 성분이 자연스럽게 소금에 섞여 들어간다. 즉, 죽염은 단순히 천일염을 정제하는 것을 넘어서 해로운 물질은 제거하고 유익한 미네랄로 바꿀 뿐 아니라 새로운 미네랄까지 더해주는 효과적인 가공 방법이다. 이러한 과정을 거쳐 죽염은 항산화 및 해독 작용과 같은 여러 가지 긍정적인 효과를 나타낸다.

자연이 주는 선물, 환원력이 높은 음식들

환원력이 높은 음식들은 우리 건강에 매우 중요한 역할을 한다. 사토우 미노루와 우에다 히데오가 공저한 책《한국 소금에 미친 남자》에 소개된 몇 가지 예를 살펴보면 다음과 같다.

채소와 과일: 신선한 채소와 과일은 강력한 환원력을 자랑하며, 특히 녹색 채소와 곡류의 껍질 부분의 환원력이 매우 높다. 갓 수확한 채소는 오래 보관된 채소보다 환원력이 더 우수하며 유기농법으로 재배한 채소가 화학 비료를 사용한 채소보다 환원력이 더 우수하다. 옥수수, 오이, 당근, 무, 고구마, 양파 등은 심지어 −300mV 이상의 강력한 환원력을 보인다.

콩류 및 발효 식품: 콩류는 일반적으로 환원력을 지니며, 특히 발효된 콩은 강력한 항산화 효과를 가지고 있어 장 건강에도 좋다. 필자가 먹고 있는 일본의 전통 발효식품인 낫토는 −170mV의 높은 환원력을 보인다. 된장과 간장 같은 발효 조미료도 환원력을 가진다.

육류 및 어류: 소고기와 닭고기에서는 환원력이 거의 발견되지 않지만, 돼지고기에는 환원력이 있다. 모든 육류의 내장은 환원력을 가지며, 특히 생간은 −300mV 이상의 높은 환원력을 나타낸다. 어류의 내장도 환원력이 높고, 비늘이 있는 물고기와 소형 어종이 특히 강한 환원력을 보인다.

기타: 환원수는 공기 접촉이나 온도 상승 시 환원력이 급격히 저하되므로 제조 즉시 섭취하는 것이 좋다. 반면, 환원력이 있는 소금(죽염)을 용해한 물은 온도가 올라갈수록 환원력이 증가하는 특징이 있다. 청량음료는 대부분 +300mV 이상의 강한 산화력을 나타내며, 캔 커피와 녹차는 각각 −45mV, −30mV 이상의 환원력을 보인다. 화학 약품은 강한 산화력을 가지며, 두통약의 경우 +430mV에 달하기도 한다.

우리는 생존을 위해 음식을 먹어야만 한다. 그렇다면 가능하다면 항산화 효과가 높은 음식을 선택하자. 꾸준히 먹으면 우리 몸의 회복을 돕고 건강하게 젊음을 유지하는 데 도움이 된다.

숨쉬기 힘든 환자는 대부분
과호흡증후군이다

    많은 사람이 코로나로 엄청난 고통을 겪었다. 아직도 코로나 후유증으로 고생하는 이들도 있다. 지금까지 마스크를 쓰고 다니는 분들도 있는데, 미세먼지가 많아지고 환경오염으로 인해 공기 질이 나빠지면서 호흡기 환자들도 늘고 있다. 특히, 나이가 많은 사람들이 감기라도 걸리는 경우 빨리 회복되지 않으면 폐렴으로 진행되고 사망까지 이를 수 있다. 심장질환, 뇌혈관 질환 등 성인병도 증가하고 있다. 모든 여건이 숨 막히는 상황을 만든다. 조금만 빨리 움직여도 숨이 가빠진다. 여기에 나도 모르는 사이에 과호흡하고 있다면 불에 기름을 붓는 격이지만, 안타깝게도 과호흡은 본인이 알기 어렵다. 호흡하는 양상을 알아야 고칠 수 있다.

과호흡은 심장과 폐질환을 악화시킨다

    혈액순환계 질환은 현대인에게 흔하다. 혈관이 좁아져 있고, 심장이나 뇌에 혈류가 막혀서 심근경색이나 뇌졸중이 발생하는 사례도 늘고 있다. 이런 상태에서 스트레스를 받으면 과도하게 교감신경이 항진된다. 교감신경이 항진되면 심장으로 가는 혈류가 떨어져 심장의 부담은 증가한다. 혈관은 수축하고 혈압은 올라가며 맥박도 증가할 뿐 아니라 기존 질환도 악화한다. 거기다가 호흡수까지 빨라지면 칼슘 이온이 낮아진다. 칼슘 이온이 낮아지면 심장박동에 나쁜 영향을 주고 부정맥이 있던 환자도 더욱 악화하게 된다. 심폐소생술CPR을 할 때 심장 마사지와 호흡을 번갈아 하는데 구급 요원 등이 시행하는 호흡이 너무 과하면 생존율이 떨어지는 것도 이 때문이다.[18]

호흡기 질환도 증가 일로다. 흡연이나 대기오염, 알레르기로 인한 비염과 천식으로 고생하는 환자가 많다. 어릴 때 코가 말썽을 부려 비염이 낫지 않고 만성으로 넘어가는 경우가 흔하다. 이런 상황에서 과호흡하게 되면 이산화탄소 농도가 낮아져 조직으로 산소가 제대로 공급되지 않는다. 코가 막혀 있는 경우는 대부분 구강호흡을 하고 있다. 평상시에도 기관지는 이물질을 거르기 위해 점액을 분비하는데 메마른 공기가 기도로 바로 보내지면 기관지는 점액 분비를 더 증가시킨다. 점액 분비의 증가로 기관지가 좁아지면 호흡하기가 더 곤란해진다. 이렇게 되면 정상인도 천식을 유발할 수 있는데, 평소에 천식이 있던 환자는 상당히 위험해질 수 있다.

18 Aufderheide TP, Lurie KG. Death by hyperventilation: A common and life-threatening problem during cardiopulmonary resuscitation. Crit Care Med. 2004 Sep:32(9 Suppl):S345-51.

과호흡은 각종 통증을 유발한다

구부정한 자세는 가로막(횡격막)을 사용하지 못하게 한다. 거북목이 진행되면서 호흡이 얕고 빠른 상부흉식호흡을 하게 된다. 이론적으로는, 적은 공기량으로 호흡 횟수를 많이 하는 것과 많은 공기량으로 천천히 호흡하는 것, 둘 다 들어오는 공기량은 비슷할 것이다. 하지만 과호흡도 나쁘고 잘못된 심호흡도 나쁘다. 가로막이 아래쪽으로 충분히 내려오면서 천천히 숨을 쉬어야 바른 호흡이다. 모든 조직이 그렇듯이 가로막도 사용하지 않으면 퇴화한다. 단축되면서 약해진 상태로는 가로막호흡을 하고 싶어도 굳어서 잘 안된다. 어느새 하는 방법도 잊어버린다. "배 불룩하게 하세요, 홀쭉하게 하세요." 제일 먼저 환자에게 연습시키는 이유다.

호흡이 빨라지면 이산화탄소가 과량 빠져나간다. 산성인 이산화탄소가 빠져나가니 몸은 알칼리 쪽으로 기운다. 급성일 때는 몸속에 중화제가 있어 콩팥에서 원래의 pH 7.4를 유지하지만 계속해서 이산화탄소가 빠져나가는 만성일 때는 다르다. 밑 빠진 독에 물 붓기인 상황 속에서 완충 역할을 하는 중화제가 고갈된다. 산염기평형은 0.2 정도의 차이에도 많은 증상을 일으킨다. 칼슘과 마그네슘이 소변에서 빠져나가기 시작한다. 마그네슘은 우리 몸에 들어오면 근육을 이완시키는 데 중요한 역할을 하는 미네랄이 된다. 특히 거북목 때문에 굳어 있는 어깨 근육을 풀어주는 데 꼭 필요한 영양소이다. 현대인에게 미네랄이 부족한 이유 중 하나는 과호흡이다. 영양제를 사 먹어도 호흡을 고치지 않으면 헛수고다.

"어깨를 펴는 스트레칭을 하세요. 자세가 안 좋으면 거북목이 됩니다." 많이 듣는 소리다. 하루에 2만 번 어깨 펴는 스트레칭을 하는 데 시간이 얼마나 걸릴까? 한번 펴는 데 1초, 돌아오는 데 1초를 잡으면 2초가 걸린다. 그러니까 총 4만 초, 약 12시간이 걸린다. 한 번도 안 쉰다는 가정하에 그렇다. 가슴과 어깨에는 불이 붙고 난리가 날 것이다. 이는 극단적인 상상이지만 실제로 우리는 쓰지 않아도 될 약한 목 앞의 근육을 이런 식으로 사용하고 있다. 그러니 목, 어깨, 등, 가슴 통증이 근본적으로 나을 수가 없다. 잠깐 치료를 받으면 좋아지는 것 같지만 자꾸 재발하는 것은 이 때문이다. 또한, 호흡을 중요하게 생각하는 이유도 바로 이것이다. 만약 원래 쓰던 강한 가로막을 사용한다면 연약한 목의 근육은 쉴 수 있다. 호흡만으로 통증이 없어지는 것이다.

스마트폰은 현대를 살아가는 데 필요한 훌륭한 도구지만, 어떻게 쓰느냐에 따라 나쁜 영향을 주기도 한다. 급한 상황에서는 걸어가면서 핸드폰을 보고 길을 찾거나 다른 작업을 할 수 있다. 그러나 지하철이나 출근길에서도, 숲속 산책길에서도 핸드폰을 보는 사람들이 많다. 우스갯소리로 우리 통증 전문 의사들은 이런 사람 덕분에 먹고 산다고 한다. 지니(DNA)는 무리를 이루어 집단에 끼어야 살아남았다.

그런 경향이 아마 길거리에서도 나타나는 것 같다. "각종 SNS에 즉각적으로 답글을 달아야 '왕따'를 안 당해!" 지니(자율신경계)가 속삭인다. 하지만 이런 행동이 습관이 되어 버리면 고치기 힘들다. 나쁘다는 걸 알아차려야 고칠 수 있다. 지니(뇌)를 안심시키자. "무리에서 떨어져도 괜찮아. 여기는 안전한 현대 사회니까!"라고 말이다.

과호흡은 각종 신경 증상을 일으킨다

걸으면서 핸드폰을 보고 가든, 힘이 없거나 나이가 들어 머리를 숙이고 가든 같은 결과가 나타난다. 각종 신경계 증상이 생긴다. 목을 앞으로 숙일수록 중력 때문에 하중이 증가하고 퇴행성 변화가 심해진다. 목을 앞으로 내밀고만 있는 경우에도 1cm당 2~3kg의 무게가 더 증가하고 최대 15kg까지 증가할 수 있다.[19] 그런데 과호흡을 일으키는 상부흉식호흡으로 목 앞쪽 근육이 짧아지면 더욱 머리를 앞으로 당기게 된다. 앞으로 구부러진 목을 지탱하기 위해 목덜미에 있는 근육들은 긴장을 놓지 못한다. 이것이 바로 등세모근(승모근)이 항상 뭉쳐 있는 이유다.

가슴도 앞으로 쪼그라들기에 목과 가슴 앞쪽 공간이 좁아진다. 통로가 좁아지면 그 속을 지나가는 신경과 혈관이 눌리는데 목 뒤쪽 척추에서 신경이 눌리면 우리가 잘 알고 있는 원반 탈출증(추간판탈출증)

---

19   KBS <생로병사의 비밀> 제작팀, 《통증을 이긴 사람들의 비밀》, 비타북스, (2016), 77쪽

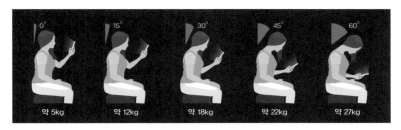

그림1-14 **거북목 각도와 하중** 목의 각도가 클수록 압력이 많이 걸려 목뼈 질환 위험이 증가한다.

이 발생한다. 목 뒤쪽부터 손가락까지 주행하는 통증은 전형적인 원반 탈출증 증상이다. 목 뒤쪽에서 나온 신경은 앞쪽으로 뻗어가 빗장뼈 밑과 가슴근육 아래를 지나 겨드랑이로 주행한 후 손끝까지 내려가는데, 그 경로를 따라 통증이 생기는 것이다. 하지만 꼭 원반 탈출증이 아니더라도 주행 과정 중 어느 곳이나 좁아진 곳에서 신경이나 혈관이 눌릴 수 있다. 전깃줄이 꼬여 합선되듯, 눌린 곳 아래쪽으로 저림과 통증이 생긴다. 목갈비근(사각근)과 작은가슴근(소흉근)이 특히 잘 눌리는데, 증상이 목뼈(경추) 원반 탈출증과 아주 비슷하다.

과호흡은 경련이나 마비감 등의 증상을 야기하기도 한다. 칼슘 이온은 근육과 신경에 민감한 전해질로, 과호흡으로 칼슘 이온이 감소하면 세포가 저절로 흥분한다. 근육이 흥분하면 손발에 경련이 잘 일어나고 자는 동안 구강호흡이라도 하면 어금니, 목의 근육이 긴장되어 통증으로 깰 때도 있다. 신경이 흥분하면 손이나 발, 특히 입술 주위에 마비감이 잘 온다. 작은 자극도 통증으로 느낄 수 있고 뇌세포가 흥분하기 쉬운 상태가 되어 경련을 일으킬 수 있다. 이산화탄소 감소로 눈이나 뇌로 혈액순환이 잘되지 않아 눈이 침침하거나 어지럽고 심하면 실신하기도 한다.[20]

과호흡은 불안, 공황 증상을 악화시킨다

지니(변연계)는 생존을 위한 '불안'을 가지고 있다. 우리의 몸은 생존에 위협이 되는 상황이 되면 위기를 벗어나기 위해 준비하는데, 이것이 바로 불안이다. 불안을 느끼면 우리의 몸은 지니(교감신경계)를 자극해서 근육을 긴장 상태로 몰아넣는다. 호흡도 가빠진다. 싸우거나 도망갈 준비를 하는 거다. 이런 변화는 단기적으로는 합리적인 반응이다. 예를 들어 격렬한 운동을 하면 숨을 몰아쉬게 된다. 과도한 운동은 에너지와 산소를 많이 쓴다. 또 젖산을 발생시키고 이산화탄소가 많이 생성된다. 우리 몸이 산성화되면, 중화시키기 위해 숨을 빠르게 쉬어 이산화탄소를 배출한다. 과호흡 환자에게 달리기를 치료로 권하는 이유이기도 하다. 몸속에 이산화탄소를 많이 생성하면 산성의 몸을 중성으로 빨리 전환할 수 있다.

한편 위협을 감지했는데 행동이 뒤따르지 않으면 상황이 달라진다. 호흡이 빨라져서 이산화탄소가 빠져나가고 산염기평형이 깨져 알칼리증으로 변한다. 뇌로 가는 혈액순환이 나빠져 저산소 혈증에

---

20   음슈옌, 《호흡 혁명》, 이소희 번역, 일요일, (2018), 77~79쪽

빠지고 상황 판단 능력도 떨어진다. 감정이 격해지면 아드레날린계 호르몬의 폭주가 시작된다. 이 경우 평소보다 30% 더 이산화탄소에 민감하게 반응하고 그 결과 숨이 가빠진다.[21] '투쟁-도피 반응'이 나타나면서 신체의 다양한 증상들이 더 강하게 발현된다. 점점 더 사고력이 손상되고 정신적으로도 붕괴할 뿐 아니라 과다 감정으로 인해 불안은 지속된다. 공황을 가장 심하게 느낀 환자는 경동맥이 50%나 수축하여 있었다.[22] 이산화탄소에 더 민감하게 반응한 것이다.

이런 상황에서 커플처럼 등장하는 것이 구강호흡이다. 빠르게 공기를 마시기에는 구강호흡이 더 쉽기 때문이다. 코에서 폐로 가는 길은 좁고 긴 데 반해, 입에서 폐로 가는 길은 넓고 짧아 공기저항이 최소 50% 차이가 난다. 국도와 고속도로 정도의 차이다. 응급상황에서는 빠른 길을 택하기 마련이다. 평상시에도 우리는 깜짝 놀라면 입을 벌린다. 턱이 아래로 내려가는 것이다. 공황 상태는 사고력이 손상되고 정신적으로 붕괴한 상태이기 때문에 제대로 호흡을 하고 있는지 알아차릴 수 없다. 결국 대부분 노력이 덜 드는 구강호흡을 하게 된다. 그러나 구강호흡은 기관지를 수축시키기 때문에 시간이 지나면서 숨쉬기가 더 힘들어진다. 그래서 더욱더 숨을 몰아쉬게 되고, 죽을 것 같은 생각까지 들기도 한다. 악순환인 것이다.

---

21 Heistad D, Wheeler R, Mark A, et al. Effects of adrenergic stimulation on ventilation in man. J Clin Invest. 1972 Jun;51(6):1469-75.

22 Ball S, Shekhar A. Basilar Artery Response to Hyperventilation in Panic Disorder. Am J Psychiatry. 1997 Nov;154(11):1603-4.

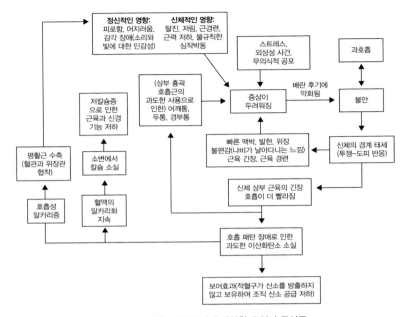

정신적인 영향:
피로함, 어지러움,
감각 장애(소리와
빛에 대한 민감성)

신체적인 영향:
탈진, 저림, 근경련,
근력 저하, 불규칙한
심작박동

스트레스,
외상성 사건,
무의식적 공포

과호흡

(상부 흉곽
호흡근의
과도한 사용으로
인한) 어깨통,
두통, 경부통

증상이
두려워짐

배란 후기에
악화됨

불안

저칼슘증
으로 인한
근육과 신경
기능 저하

빠른 맥박, 발한, 위장
불편감(나비가 날아다니는 느낌)
근육 긴장, 근육 경련

신체의 경계 태세
(투쟁-도피 반응)

평활근 수축
(혈관과 위장관
협착)

소변에서
칼슘 소실

신체 상부 근육의 긴장
호흡이 더 빨라짐

호흡성
알카리증

혈액의
알카리화
지속

호흡 패턴 장애로 인한
과도한 이산화탄소 소실

보어효과(적혈구가 산소를 방출하지
않고 보유하여 조직 산소 공급 저하)

그림1-15 호흡 패턴 장애의 다양한 요인과 증상들

일반적으로 과호흡을 하는 사람은 수면의 질도 낮다. 불안 공황장애가 있는 환자는 더 높은 확률로 수면장애를 겪는다. 지니(연수의 호흡, 혈관운동중추)는 우리가 잘 때 이산화탄소 농도를 감지하고 농도가 높으면 숨을 빨리 쉬어 자동으로 배출한다. 보통 40mmHg(수은주밀리미터)에 맞춰져 있는데 만성으로 과호흡을 하면 보통 35mmHg로 내려가 있다. 낮에는 숨을 빨리 쉬어 이산화탄소를 낮춰 35mmHg로 맞추었지만 자는 동안 호흡이 무의식적으로 느려지면 이산화탄소 농도가 서서히 오른다. 그러면 지니(연수의 호흡, 혈관운동중추)가 작동하고 호

호흡 리셋

흡이 가빠진다. 이때부터 수면은 공포, 그 자체다. 심장 두근거림, 악몽 같은 증세로 수면의 질은 현저히 떨어지고 만다.[23]

만성 과호흡증후군 환자를 90%까지 폭넓게 잡는 학자도 있다. 그만큼 주변에 많다는 얘기다. 만성 통증 환자도 당연히 과호흡과 관련이 있다. 호흡에 관심을 기울여 조절해 주면 통증도 빨리 해결된다는 말이다. 통증 치료를 하는 의료인의 역할이 중요한 이유다. 무엇보다 잘 알아차리는 게 중요하다. 환자나 의료인 모두 습관이라고 그냥 두기에는 너무 심각한 것이 과호흡 습관이다. 조금만 움직였는데도 숨이 찬 것은 대부분 심혈관 검사가 필요한 질환이다. 심폐기능이 떨어져 있을 수 있다. 반면에 과호흡 환자도 많이 움직이면 숨쉬기 힘들다고 한다. 그런데 심혈관 검사는 거의 정상이다. 운동으로 인해 더 숨이 찬다기보다는 숨이 잘 안 쉬어지는 느낌이 있다고들 하는데 이것이 과호흡 환자의 핵심적인 특징이다.

공황 환자에게는 달리기가 정신과 약물보다 나을 수 있다.[24] 유산소 운동을 하면 심장 박동수가 올라간다. 땀이 나고 호흡이 가빠지며 교감신경이 항진된다. 불안해질 때 나타나는 증상과 비슷하지만 다른 상황임을 알게 된다. 운동을 멈추면 곧 교감신경 항진은 가라앉기

---

23 Leon Chaitow, 《호흡양상장애의 인지 및 치료》, 조준희, 김서형, 김승수, 노학준 공역, 영문출판사, (2018), 220쪽

24 안데르스 한센, 《뇌는 달리고 싶다》, 김성훈 번역, 반니, (2019), 121쪽

때문이다. 불안과 공황으로 넘어가지 않는다. 또 운동을 해서 과호흡했지만 천천히 숨을 쉬면 다시 몸이 편안해지는 것을 느끼게 된다. 운동은 이산화탄소를 많이 발생시키기 때문에 과호흡 교정에도 도움이 되는 아주 좋은 처방전이다. 혹시 모를 상황에 대비해 처음에는 조력자와 함께 달리기를 시작하자. 시간은 걸리겠지만, 같은 상황에 조금씩 익숙해질 거다. 충분히 익숙해진 후에는 혼자 달리면서 즐기면 된다.

호흡 리셋

자율신경을 조절하는
손가락 자극법

이 책을 쓰고 있는 지금도 손가락을 자주 주무른다. 잘 써 내려가면 다행이지만, 잘 안될 때가 많다. 어느새 시간이 흘러가고 몸은 긴장하고 있다. 맥박도 빨라진다. 스트레스를 받은 것이다. 지니(자율신경)가 교감신경 쪽으로 기울고 있다. 이럴 때 손가락을 조금 아플 정도로 눌러 주면 확실히 기분이 가라앉는 걸 느낀다. 《면역력을 높여 병을 고치는 손톱 자극 요법》의 저자인 의사 후쿠다 미노루에 의해 개발된 방법이다. 이 책에 따르면 손가락을 지압하는 것만으로도 자율신경을 조절할 수 있다고 한다.

손톱 자극 요법이란 손톱의 뿌리를 눌러 우리 몸의 부교감신경과 교감신경을 자극하는 방법이다. 손톱의 뿌리 부위에는 신경 섬유가 밀집되어 있어서 손으로 조금만 눌러 봐도 상당히 아프다. 이렇게 자극을 주면 순간적으로 자율신경에 전달되어 교감신경과 부교감신경 사이의 균형이 맞춰진다고 한다. 약지(네 번째 손가락)를 제외한 나머지

손가락은 다 부교감신경을 자극한다. 약지를 자극할 일은 흔하지 않을 거다. 집중력을 높여야 할 때나 나른하게 몸이 조금 처질 때 눌러주자. 교감신경이 자극되어 활력을 찾는다. 긴장되거나 불안할 때는 나머지 손가락을 자극하면 된다. 부교감신경이 자극되어 차분해지고 이완, 휴식의 상태로 들어간다.

자극 부위는 양손 손톱 뿌리의 바로 밑 피부의 양쪽 귀퉁이다.[25] 손가락으로 할 수도 있고 지압봉 등 도구를 이용해도 된다. 집에 있는 낡은 칫솔대를 사용하는 것도 괜찮다. 칫솔대로 손톱 뿌리 바로 아래를 굴리듯이 지그시 누르면 된다. 손가락으로 했을 때보다 꽤 강한 자극이 된다. 아프다고 너무 약하게 하면 효과가 없다. 발톱도 같은 원리로 사용할 수 있다. 손발톱 주위는 신경과 혈관 분포가 풍부해서 뿌리뿐만이 아니라 옆쪽도 자극하는 게 좋다. 부교감신경을 자극해 혈액순환이 좋아진다. 거기에 더해 혈관 자체에 자극을 줘서 모세혈관의 혈류도 풍부해진다. 끝부분도 자극을 주자.[26]

---

25   후쿠다 미노루, 아보 도오루, 《손톱 자극 요법》, 홍성민 번역, 황금부엉이, (2006), 30쪽
26   강권중, 《발가락 건강법》, 활인당, (1997), 147~151쪽

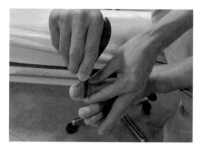

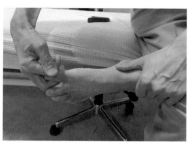

그림1-16 지압봉을 이용해 발톱 뿌리 쪽을 자극한다. 지압봉 대신 칫솔대를 이용하거나 손가락으로 자극해도 된다.

그림1-17 발톱 옆쪽을 자극한다. 양 손가락을 사용하면 쉽게 자극할 수 있다.

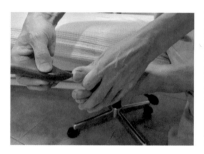

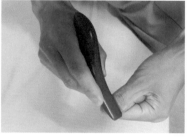

그림1-18 발톱 위쪽도 자극해 준다.

그림1-19 지압봉을 이용해 손톱 뿌리 쪽을 자극한다. 지압봉 대신 칫솔대나 손가락으로 자극해도 된다.

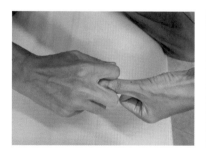

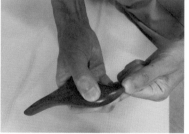

그림1-20 손톱 옆쪽을 자극한다. 양 손가락을 사용하면 쉽게 자극할 수 있다.

그림1-21 손톱 위쪽도 자극해 준다.

앞으로 본격적으로 배우게 될 가로막(횡격막)호흡을 하면서 손톱 자극을 같이하면 훨씬 더 효과적이다. 가로막호흡은 가로막을 이용해서 숨을 들이마실 때 배가 나오고 내쉴 때 배가 들어가는 호흡이다. 들숨은 교감신경을 자극하고, 날숨은 부교감신경을 자극한다. 부교감신경을 최대로 자극하려면 숨을 내쉬면서 손톱에 자극을 줘야 한다. 숨을 들이마실 때는 자극을 주지 않거나, 반대로 힘을 빼는 것이 좋다. 이 방법을 반드시 지켜야 효과를 극대화할 수 있다. 가로막호흡 자체로 몸이 이완되기 때문에 천천히 리듬을 타면서 해 보자. 자기 전에 하면 숙면할 수 있는 방법이기도 하다.

손을 많이 쓰면 치매를 예방할 수 있다

인류는 두 발로 걷기 시작하면서 손이 자유로워졌다. 우리는 유인원과 달리 엄지손가락을 자유자재로 움직일 수 있다. 다른 4개 손가락은 구부렸다 펼 수만 있다. 엄지손가락의 이런 특징을 '맞설 수 있음Opposable, 대립'이라고 한다. 우리의 엄지손가락은 같은 방향이 아닌 반대 방향으로도 움직일 수 있다. 이런 특성으로 인해 바느질, 젓가락질, 주먹 쥐기, 쥐고 던지기 같은 정교한 작업이 가능해졌다. 손을 많이 쓰면 당연히 감각과 운동을 담당하는 신경, 혈관이 많이 분포하게 되고 뇌와 정보 교류가 많아진다. 손을 담당하는 뇌의 영역도 자연히 커진다. 손을 많이 사용하면 뇌가 젊어진다.

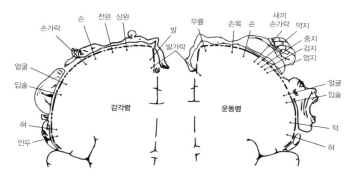

그림1-22 **펜필드의 뇌지도** 감각 영역은 혀, 입술, 치아, 손, 발가락, 생식기 등이 많은 영역을 차지하며 운동 영역은 손, 손가락, 얼굴에 많은 뇌 영역이 할당되어 있다.

위 그림은 캐나다의 신경외과 의사 와일더 펜필드Wilder Penfield가 인간의 대뇌피질을 중심으로 하는 체감각피질의 부위와 그에 반응하는 신체 부위를 연결하여 만든 뇌지도다. 그림을 보면 뇌에서 느끼는 감각의 민감도는 신체의 크기에 비례하지 않고 순서대로 배치되어 있지도 않다. 신체의 각 부위가 뇌에서 차지하는 비율을 알 수 있게 그린 것인데, 이런 비율을 본떠서 재구성한 인간의 모습을 '호문쿨루스'라고 한다.

호문쿨루스는 라틴어로 '작은 인간'이라는 뜻이다. 그림1-23 호문쿨루스 상상도를 보면 원래의 인간 모습과 많이 다른데, 신체의 각 부위를 담당하는 뇌 부위의 크기에 따라 비율적으로 나타냈기 때문이다. 도구를 만드는 데 중요한 손, 그중에서도 엄지, 표정만 봐도 의사소통이 되는 얼굴, 언어를 위한 혀, 직립 보행하는 두 발과 같이 생존에 필

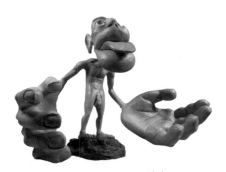

그림1-23 **호문쿨루스 상상도**
출처: Mpj29, CC BY-SA 4.0 〈https://creativecommons.org/licenses/by-sa/4.0〉

수적인 기관은 크게 표현했다. 그중에서도 유난히 손이 큰데, 손에는 운동신경 정보와 감각신경 정보를 전달하는 신경세포가 다른 기관에 비해 더 많이 분포되어 있기 때문이다. 상대적으로 팔다리, 몸통은 작다. 효율적으로 센서를 배치한 것이다. 이런 곳의 자극이 중요하다. 만지고 주물러서 혈액순환을 원활하게 하고 뇌에 자극을 주면 기능이 저하되지 않는다. 젊게 유지할 수 있다.

근육도 사용하지 않으면 위축된다. 모든 장기가 마찬가지다. 뇌도 쓰지 않으면 위축되고 노화가 빨리 온다. 예방하는 방법은 간단하다. 자극을 많이 주면 된다. 시각, 촉각, 후각, 청각, 미각의 오감을 동원해 뇌의 각 부위로 자극이 전달되게 하자. 2019년 12월, 이세돌 프로 바둑기사와 AI(인공지능) 알파고가 겨룬 세기의 대결을 기억하는가? 인공지능은 빠른 속도로 학습하며 날로 발전하고 있다. 시간이 지날수록 입력되는 학습량이 어마어마하다. 지금의 AI는 당시 알파고의 수

준과는 비교가 되지 않을 정도로 발전했다. 뇌도 마찬가지다. 입력되는 정보량(오감을 통한 감각)이 많아지면 뇌의 신경 연결이 많아져서 뇌의 기능이 향상된다.

치매와 관련하여 후각을 다룬 논문들이 많이 나온다. 치매(알츠하이머 타입) 환자의 90%가 후각 기능이 떨어져 있어서다.[27] 필자는 현대인이 다섯 가지 감각 중 냄새 맡는 감각을 제일 안 쓴다고 여긴다. 유튜브 등 멀티미디어로 인해 시각과 청각은 혹사당하고 있다. 현대인은 식사를 빨리하고 자극적인 것을 많이 찾기에 미각 또한 많이 쓴다. 반면에 후각은 쓰지 않는다. 많은 현대인이 코 질환으로 코가 막혀 있고 습관적으로 구강호흡을 해서 코의 기능이 떨어져 있다. 평소 향을 맡을 기회가 없는 사람은 밥때가 냄새를 맡을 때인데, 바쁜 일상에 쫓겨 냄새도 제대로 맡지 못하고 후루룩 입안에 넣기 바쁘다. 아니면 스마트폰을 보면서 먹는다. 코로 들어가는지 입으로 들어가는지도 모를 나쁜 식사 습관이 쌓여 치매를 부르는 건 아닐까?

괜한 잔소리처럼 들릴 수도 있지만, 밥때만은 뇌를 위해서라도 시간을 5분만 더 투자하자. 스마트폰을 가방에 두고, 음식에만 집중하자. 생각만 해도 군침이 도는데, 맛있어 보이는 음식이 눈앞에 나타났다? 당연히 침이 고인다. 보글보글 끓는 찌개 소리도 식욕을 당길

27   이상덕, 《코가 뚫리면 인생도 뚫린다》, 비타북스, (2024), 218쪽

것이다. 음식물 위에 코를 들이밀고 한껏 냄새를 맡아 후각을 자극하자. 알록달록한 반찬 색에도 집중하자. 달콤한 디저트가 들어오면 미소가 절로 나온다. 서두르지 말고 맛을 음미하면서 천천히 꼭꼭 씹자. 혀와 저작근의 움직임이 뇌의 운동중추를 자극하고 혈류도 증가시킨다. 침에 담겨 있는 효소로 활성산소가 중화되는 효과도 얻을 수 있다. 이 모든 행동은 치매를 막고 살아가는 데 필요한 다섯 가지 감각을 유지하기 위한 것이다.

손발을 자극하면 뇌가 젊어지고 몸이 건강해진다

나이가 들어감에 따라 의욕이 없고 귀찮아져 집에 머물고자 하는 경우가 많다. 통증까지 있는 환자라면 만사가 귀찮을 것이다. 혹시 이런 생각이 노화의 증거가 아닌가 생각해 봐야 한다. 특히 의욕을 관장하는 이마엽(전두엽)의 기능 저하가 아닌지 말이다. 이마엽의 자극 저하는 치매의 전조가 될 수 있다. 특히, 할아버지 할머니가 되면서 완고하다, 버럭 화를 잘 낸다는 식으로 성격이 바뀌었다는 것은 뇌의 기능이 떨어진 것일 수도 있다. 이마엽의 기능이 떨어지면 상황 파악이 안 되고, 충동적인 감정을 억누르지 못한다. 포유류의 뇌를 제어하는 이마엽은 이성적, 논리적 사고의 고차원 기능을 수행하는 것으로 알려져 있다. 오케스트라의 지휘자와 비슷하다.[28]

---

28   포유류의 뇌: 인간의 뇌는 숨 쉬고 소화하는 등 생존에 필요한 기능을 하는 파충류의 뇌. 공포, 불안 등
     감정을 자극하는 포유류의 뇌. 고차원 사고로 다른 뇌의 기능을 조절하는 신피질로 구성되어 있다.

엄지손가락의 사용은 이마엽의 기능과 의욕을 자극한다. 손가락 특히 엄지손가락은 특정 목적, 의도를 가지고 사용하게 된다. 연필을 쥐는 건 뭔가를 쓰려고 하는 것이고, 상대방의 어깨를 주물러 주는 것은 뭉친 어깨를 풀어줘서 편안하게 해 주려는 의도에서다. 움직여서 뭔가 하려는 목적이 있는 거다. 글을 쓰고 있는 필자가 펜을 잡는 것도 의욕이 있기 때문이다. 의욕이 있으면 엄지를 움직여 도구를 사용한다. 반대로 엄지를 사용해도 의욕이 생긴다. 우리 몸은 상호 긴밀하게 연결되어 있기 때문이다. 일방통행로가 아니라 쌍방통행로인 것이다.[29]

뇌졸중으로 우측 혈관이 막혀 좌측 팔다리가 마비된 환자가 있다. 피가 못 가서 뇌세포가 죽은 거다. 당연히 죽은 부위가 지배하는 팔다리는 기능이 떨어지는데, 요즘은 열심히 운동 재활 치료를 해서 이를 극복하는 사례가 많다. 발바닥을 자극하고 움직이면 그 자극이 역으로 머리에 전해진다. 자극과 움직임이 계속될수록 뇌는 점차 살아나기 시작한다. 혼자서는 움직이지 못해서 보호자가 수동적으로 움직여 줘도 효과가 나타난다. 이를 뇌 가소성Neuroplasticity이라고 한다. 뇌가 외부 자극에 반응해서 스스로 신경회로를 재구성해서 작동하게 한다. 기능이 살아나는 것이다. 실제로 비틀비틀 걷던 환자가 몇 년 후 거의 표가 안 날 정도로 잘 걸어 다니는 경우도 있다.

---

29   하세가와 요시야, 《뇌가 젊어지는 엄지손가락 자극법》, 김현주 번역, 영진닷컴, (2017), 62~65쪽

엄지손가락 측면을 주무르면 동정맥 문합^{Glomus}이 자극받아 전신에 혈류가 증가한다. 직접적으로는 뇌의 감각 영역과 운동에 자극이 전달되고 전체적으로 뇌 혈류량도 증가한다. 호문쿨루스에서 손보다 작은 부분을 차지하는 발도 자주 주무르고 지압하자. 뇌도 좋아지고 앞에서 언급했듯이 자율신경의 힘이 좋아진다. 얼굴도 자주 마사지해서 자극을 주면 뇌로 전달되어 뇌도 젊어진다. 피부에도 영향을 주어 탄력성이 좋아지는 효과도 있다. 얼굴 근육을 많이 사용하자. 자주 웃어야 한다. 웃음이 안 나와도 웃자. 웃음 근육을 사용하는 것만으로도 뇌는 같은 반응을 한다.

손과 발을 구부리고 만져 주면 곧 손과 발이 따뜻해진다. 한거울에도 양말을 안 신는 필자가 자주 하는 방법이다.[30] 그러면 온기가 온몸으로 퍼져 따뜻해진다. 손끝은 동정맥 문합이라는 특수한 혈관구조로 되어 있다. 모세혈관이 추위에 수축하면 조직에 영양 공급이 되지 않을 경우를 대비해서 우회로를 만든 것이다.

다들 추운 겨울 떨다가 집에 들어온 경험이 있을 것이다. 따뜻한 아랫목에 있는 이불 밑에 발을 집어넣으면 온몸이 따뜻해지면서 어느새 잠이 스르르 온다. 손발의 혈액순환이 좋아지고 열이 증가하면 동정맥 문합이 열려 열을 방출한다. 그 결과 심부 온도가 떨어지면서 잠

---

30 발바닥은 센서로서 중요하다. 너무 조이는 양말은 발목 이하에 분포된 표재 정맥, 신경, 림프들을 지나치게 압박한다. 필자는 이 사실을 알고 강의하기 시작한 2022년 이후 양말을 벗고 지내고 있다.

호흡 리셋

이 오는 것이다. 두한족열(頭寒足熱)이라고, 머리는 차게 하고 발은 따뜻하게 하는 것이 건강에 좋다는 말이 있다. 실제로 수면장애가 있는 사람들은 머리 후두부의 온도를 조금 낮춰 주면 잠을 좀 더 쉽게 잘 수 있다. 작은 아이스 팩을 수건으로 감싸 머리 뒤에 두면 된다. 손가락, 발가락을 구부리고 마사지하는 것도 머리 온도를 낮춰 잠을 잘 자게 해 준다. 실내 온도는 조금 낮은 편이 수면에 도움이 된다.

손가락과 발가락을 자극하는 것은 뇌를 젊게 한다. 자율신경도 조절하고 체온조절에도 도움을 준다. 수족 냉증에도 좋으며 수면에도 좋은 영향을 준다. 엄지손가락을 더 자극하고 움직이자. 이것만으로도 의욕적으로 된다. 현대인 대부분이 스트레스 속에서 살아간다. 스트레스를 완화하고 싶다면 네 번째 손가락을 빼고 나머지 손가락을 자극하면 된다. 반대로 나른하거나 마음을 다잡아야 할 때는 네 번째 손가락을 자극하자. 오른손과 발을 주로 사용하는 사람들은 왼쪽을 더 자극하면 몸의 균형을 맞출 수 있다. 간단한 손발 자극이 이렇게 많은 비밀을 가지고 있다.

우리 몸의 치유는 결국 면역력 향상과 혈액순환 증가에 달려 있다. 코로 호흡하는 것 자체가 면역력을 증가시킨다고 했다. 코는 일산화질소의 저장소이기도 하다. 코로 천천히 숨을 들이마시면 이 기적의 분자가 폐 아래 깊숙이 전달되는데 특히 가로막호흡을 이용하면 일산화질소가 훨씬 더 깊은 쪽까지 구석구석 전달된다. 가로막을 이용한 코호흡은 폐로 들어온 일산화질소를 혈액을 통해 온몸으로 퍼뜨린다. 코로 호흡하면 최대 20%까지 산소를 조직에 더 공급할 수 있다.

2장

코로 숨을
쉬어야 하는
이유와 방법

코는 숨 쉬는 기관,
입은 말하고 밥 먹는 기관

코는 냄새 맡고 숨 쉬는 기관이고 입은 말하고 밥 먹는 기관이다. 부연 설명이 필요 없다. 문제는 코와 입을 원래 목적과 다르게 사용하면서 발생한다. 언어는 무리 지어 생존하기 위한 수단으로 발전했다. 인류는 다른 유인원과 달리 입을 소통의 도구로 발달시켰다. 위험으로부터 살아남기 위해서는 무리 내에 있어야 했기 때문이다. 무리 내에서 언어는 상호소통의 수단이었다. 떨리지 않는 차분하고 따뜻한 목소리나 활짝 웃는 얼굴이 보여주는 시각적인 모습은 안전하다는 신호로 받아들여졌다. 이런 지니(DNA)의 속성 때문일까? 길거리를 가다 보면 입을 벌리고 있는 사람이 의외로 많다. 전화하거나 대화를 하는 때도 있지만 그냥 걸어가는데 살짝 입이 벌어져 있기도 하다. 그런데 그렇게 입이 벌어져 있으면 코로 숨쉬기 어려워진다.

직립보행을 통해 인간은 많은 장점을 얻었지만, 약점도 가지게 되었다. 중력으로 인해 뼈에 하중이 많이 걸리는 것과 입호흡이 바로 그

약점이다. 다른 동물들은 생존을 위해 코로만 호흡한다. 순간적인 가속(움직이기 시작해서 시속 100km까지 가속하는 데 단 3초밖에 걸리지 않는다)으로 먹잇감을 낚아채는 치타는 추격하는 동안에도 코로 숨을 쉰다. 먹잇감이 먼저 지쳐 헐떡이면서 거친 숨을 몰아쉬고 구강호흡을 하다가 결국 희생물이 된다. 경마장에서도 비슷한 모습을 관찰할 수 있는데, 말은 빠른 속도로 달리면서도 입을 거의 벌리지 않는다. 물론 동물 중에도 입으로 숨을 쉬는 특별한 경우가 있다. 매우 더운 날 혀를 내밀고 호흡하는 개에게서 볼 수 있는데, 이는 땀샘이 덜 발달하여 체온조절을 위해 하는 행동으로 알려져 있다.

자연은 이렇게 코로만 숨 쉬게 동물의 신체 구조를 만들었다. 코 뒤쪽이 바로 폐로 연결되게 통로를 만들었고 입과 기관은 연결되어 있지 않다. 입과 기관은 짓는 소리를 낼 때나 잠시 연결된다. 인간도 막 태어났을 때는 이런 구조를 하고 있다. 코로만 숨을 쉬다가 배가 고파서 울 때는 잠시 입과 연결된다. 그러다 한 살이 지나면 말을 하게 되고 입으로도 숨 쉴 수 있게 된다.[31] 인류는 말을 잘하기 위해 진화했다. 이 때문에 후두가 내려가면서 기도와 식도가 나란히 배치되는 비효율을 선택했다. 이런 구조 때문에 음식물이 후두로 들어와서 기도로 들어가지 못하게 정교한 조절이 필요하다. 잘못되면 질식사의 가능성이 있기 때문이다. 하지만, 하나를 잃은 대신 두 개를 얻었

---

31 니시하라 가츠나리, 《코 호흡을 해야 몸이 젊어진다》, 김정환 번역, 싸이프레스, (2012), 45쪽

다. 그중 하나가 입으로 숨 쉬는 수영이다. 호흡을 의식적으로 조절할 수 있는 능력이 말하기와 수영을 가능하게 한 것이다.

자연에서 구강호흡은 특수한 경우에만 관찰된다. 새도 코로 숨을 쉬는데 특수하게 다이빙하는 펭귄 같은 종은 예외적으로 구강호흡을 한다. 소를 키우는 농부는 잘 알고 있다. 소가 입을 벌리고 움직이지 않는 상태로 목을 쭉 빼고 있으면 뭔가 잘못되었다는 것을 말이다. 가축들도 상태가 안 좋을 때는 입으로 숨을 쉰다. 음식을 먹을 때도 코로 숨 쉬면서 위협이 있는지 냄새를 맡아 경계한다. 이렇듯 자연에서는 생존을 위해 코로만 숨을 쉬어야 한다.

코로 숨을 쉬면 코가 방어벽 역할을 해서 병원균과 이물질이 상당량 제거된다. 구강호흡에 비해 공기 흐름에 대한 저항이 2배나 더 걸리는데 날숨 때 저항이 증가해서 기능적 잔기량FRC, Functional Residual Capacity이 늘어난다. 이 때문에 폐 전체 용적을 증가시키는 이점이 있다.[32] 이에 따라 산소 섭취량이 10~20% 증가한다. 산소 섭취량이 증가하면 호흡이 느려지고 날숨이 길어진다. 부교감신경을 자극해 몸의 이완을 돕기도 한다. 자연이 준 원래의 코호흡에는 이런 장점이 있다. 또 6℃의 찬 공기도 코를 통과한 후에는 30℃로 가온 가습 되어 폐에 도달할 때는 37℃의 체온과 같은 온도가 된다. 비음과 같은 소리를

---

32   Swift AC, Campbell IT, McKown TM. Oronasal obstruction, lung volumes, and arterial oxygenation. Lancet. 1988 Jan 16:1(8577):73-5.

내는 울림통 역할도 한다.[33]

코로만 호흡하면서 수행할 수 있는 운동 강도(%VO$_2$max, 최대 산소 섭취량)를 파악하는 연구가 있다. 건강한 피험자 20명을 대상으로 연구를 진행하고 입으로만 호흡하는 것과 입과 코로 번갈아 호흡하는 것을 비교하였다. 1995년에 발표된 논문에 의하면 코로만 하는 호흡의 산소 소비는 입호흡이나 번갈아 하는 호흡의 3분의 1에 불과했다. 또 코로만 숨 쉬는 동안 모든 피험자는 같은 강도의 일을 해도 심장 박동수와 호흡 횟수가 줄었다. 즉, 운동할 때 코로만 숨을 쉬는 것이 운동 효과가 더 크다는 것이다.[34]

일산화질소, 코호흡으로 제대로 활용하자

산화질소라고도 불리는 일산화질소Nitric oxide. No는 대기오염을 유발하는 독성물질로 알려져 있다. 그러나 인체에는 아주 유익하게 작용하는 기체다. 일산화질소는 최근에 와서야 그 중요성이 알려졌고 1992년에 잡지 《사이언스》에 의해 '올해의 분자'로 선정되기도 했다. 1998년에는 심혈관계의 유익한 작용을 발견한 공로로 로버트 퍼치고트Robert Furchgott, 페리드 뮤라드Ferid Murad, 루이스 이그나로Louis Ignarro 3인이 공동으로 노벨상을 받았다. 이들은 일산화질소가 혈관을 확장하

---

33   패트릭 맥커운, 《숨만 잘 쉬어도 병원에 안 간다》, 조윤경 번역, 불광출판사, (2019), 88쪽

34   Morton AR, King K, Papalia S, et al. Comparison of maximal oxygen consumption with oral and nasal breathing. Aust J Sci Med Sport. 1995 Sep:27(3):51-5.

고 면역 작용을 강화한다는 것을 알아냈다. 또한 세포, 특히 뇌세포에 정보를 전달하는 신호 물질인 신경전달물질이라는 것도 밝혀냈다. 하지만 이렇게 엄청난 이득을 주는 일산화질소의 중요성을 아는 사람은 적다.

일산화질소는 혈관을 이완, 확장하고 전신 혈액순환을 좋게 한다. 혈압을 떨어뜨려 고혈압을 예방하며 좁아진 혈관에 붙어 있는 플라크를 녹여 동맥경화증을 예방하는 효과도 있다. 콜레스테롤 수치도 떨어뜨리고 심혈관계에 긍정적인 영향을 미쳐 심장병과 뇌졸중 발병을 줄인다. 나이가 들면 노화로 혈관이 수축하고 혈액순환이 나빠진다. 발기 부전 또한 혈액순환 저하와 관련이 있는데, 일산화질소가 혈관을 열어 준다고 노벨상을 받은 바로 그해, 1998년 비아그라Viagra가 시판되어 대박을 터트리게 되었다. 비아그라는 일산화질소를 이용한 제품이다. 이와 관련해 재미있는 일화가 있다. 비아그라는 심장약으로 개발되었지만, 효과가 별로여서 사장될 뻔했다. 하지만 복용한 환자가 부작용으로 발기가 되면서 기사회생, 천문학적인 수익을 올리게 되었다.

일산화질소는 면역과 내분비에서도 중요한 역할을 한다. 체온을 상승시키고 관절의 염증을 줄이며 뇌에도 긍정적인 영향을 미쳐 기억력, 학습력을 향상한다. 운동할 때 지구력 또한 좋아진다. 거의 모든 질병에 영향을 주는 노화 방지 물질이라고 보면 된다. 일산화질소는 우리 몸 전체에 퍼져 있는 혈관 및 코곁굴(부비동, 부비강)과 코안에서 만들어진다. 단점은 단지 수초 지속한 후 생명을 다한다는 것이다. 그래서 '찰나의 메신저'라는 별명을 가지고 있다.

　우리 몸의 치유는 결국 면역력 향상과 혈액순환 증가에 달려 있다. 코로 호흡하는 것 자체가 면역력을 증가시킨다고 했다. 코는 일산화질소의 저장소이기도 하다. 코로 천천히 숨을 들이마시면 이 기적의 분자가 폐 아래 깊숙이 전달되는데 특히 가로막(횡격막)호흡을 이용하면 일산화질소가 훨씬 더 깊은 쪽까지 구석구석 전달된다. 가로막을 이용한 코호흡은 폐로 들어온 일산화질소를 혈액을 통해 온몸으로 퍼뜨린다. 코로 호흡하면 최대 20%까지 산소를 조직에 더 공급할 수 있다.

　운동을 통해서 이 기적의 분자를 더 많이 생성할 수 있다. 운동으로 혈류가 증가하면 혈관 내피세포를 자극해서 더 많은 일산화질소를 생성한다. 단, 너무 강하거나 너무 약한 운동은 혈류를 증가시키지 못하는 것으로 나타났다. 산화스트레스가 적은 중강도 운동이 일산화질소 생성을 증가시킨다. 따라서 전신 혈류를 증가시키기 위해서는 빠른 걷기와 가벼운 조깅 정도의 운동을 하는 것이 좋다.

　콧노래를 부르면 자동으로 입을 닫게 되면서 코호흡이 된다. 입호흡의 단점이 극복되고 가로막호흡 연습에도 도움이 된다. 콧노래를 부르면 일산화질소의 생성이 50배나 증가한다는 연구 결과도 있다.[35]

35　Weitzberg E, Lundberg JO. Humming greatly increases nasal nitric oxide. American Journal of Respiratory and Critical Care Medicine 2002;166(2):144-5.

이는 일산화질소가 진동에서 생성되는 기체이기 때문이다. 발성이 좋아지는 부차적인 이득까지 있다. 필자는 입을 닫고 코로 호흡하면서 콧노래를 흥얼거리며 가볍게 맨발 달리기를 한다.

입으로 호흡하면 후각과 뇌 기능이 퇴화한다

후각은 생존의 수단으로 발전해 왔다. 독초 등의 냄새를 기억하지 못하면 생존에 위협으로 남기에 냄새를 맡고 이를 기억하는 능력은 필수였다. 그런데 후각의 저하는 뇌의 담당 부위(후각 신경구)의 기능을 떨어뜨린다. 이곳은 대뇌변연계(편도체, 해마)와 밀접한 연관을 가진다. 특정한 냄새를 맡고서 예전의 상황이 또렷이 기억난 경험이 있을 거다. 이처럼 지니(DNA)는 후각을 입혀 감정과 기억을 더 생생히 끄집어낸다. 다른 감각은 '시상'이라는 곳을 거쳐 대뇌의 담당 부위로 간다. 시상은 택배로 말하자면 물류창고라고 생각하면 된다. 후각은 거치는 곳 없이 바로 대뇌로 전달되어 상대적으로 속도가 빠르다. 대뇌신경 12개 중에 공교롭게도 후각신경이 1번 신경이다. 번호에 의미가 있는 것은 아니지만, 코의 기능을 중요시하는 필자에게는 특별한 1번임이 틀림없다.

최근에 한국 과학자들이 세계 최초로 뇌 속 노폐물이 빠져나가는 경로를 찾아냈다는 보도가 있었다.[36] 뇌에 노폐물이 생기는 건 당연한

---

36 "치매 유발 '뇌 노폐물' 배출 경로 찾았다!...치료제 개발 가능성", YTN
https://www.youtube.com/watch?v=ci4gueATrdk

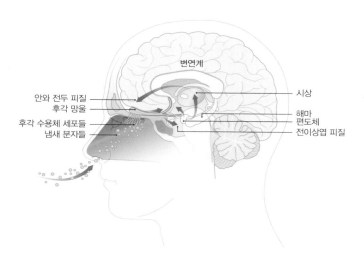

그림2-1 **후각신경구** 후각은 비강에 있는 후각 수용체를 통해 공기 중 분자를 감지하여 신호를 보낸다. 후각을 제외한 시각, 청각, 미각 등은 뇌의 시상으로 전달되지만 후각중추는 예외적으로 곧바로 후각 신경구로 전달된다.

거지만, 이것이 제거되지 못하면 신경세포가 손상을 입는다. 따라서 노폐물의 처리가 중요한데, 《네이처》에 게재된 논문에서 노폐물이 뇌 척수액을 통해 배출되는 경로를 밝혔다. 논문에 따르면 코점막 위에 있는 비인두 림프관 망을 통해 목 림프관으로 배출된다. 그리고 노화로 비인두 림프관은 심하게 변형이 오는데, 목 림프관은 변형이 크게 없다는 사실도 알아냈다. 연구진은 변형이 없는 목 림프관을 조절해

서 노폐물 배출을 쉽게 하는, 치매 치료에 중요한 연구를 한 것이다. [37]

코로 숨을 못 쉬면 비인두 림프관은 심하게 변형이 된다. 반면 입을 막고 코로만 숨을 쉬면 코의 기능이 좋아지고 점막으로 인해 혈액순환이 좋아진다. 점막 위에 놓여 있는 림프관은 근처 혈액순환에 영향을 많이 받는데, 점막으로 피가 많이 가면 림프관에도 피가 많이 가고 결국 림프관의 기능이 좋아진다. 비인두 림프관은 이렇게 좋아질 수 있다.

목 림프관도 중요하다. 요즘 유행인 림프 마사지로 목의 림프관의 기능을 유지할 수 있으리라 생각한다. 현대인이 제일 두려워하는 질병이 치매다. 목을 마사지하고 단지 코로 숨을 쉬는 것만으로도 예방할 수 있다고 주장하면 허무맹랑한 소리일까? 필자는 "돈 안 들고 해롭지 않으면 무조건 하라"고 권한다. 그러니 입은 말하고 밥 먹을 때 빼고는 무조건 닫고 있자.

---

[37] Yoon JH, Jin Hk, Kim HJ, et al. Nasopharyngeal lymphatic plexus is a hub for cerebrospinal fluid drainage. Nature. 2024 Jan:625(7996):768~777.

평상시 입으로 하는 호흡은
건강에 치명적이다

등산을 하거나 헐레벌떡 급하게 뛰면 숨이 찬다. 몸을 힘들게 움직이니 산소가 더 필요하고 그래서 급하게 숨을 몰아쉬는 것이다. 입도 벌리고 가슴으로 힘껏 숨을 쉰다. 더 힘들면 고개가 뒤로 젖혀져 인공호흡 자세가 재현된다. 목을 뒤로 젖히고 기관내삽관을 할 때의 자세다. 다행히 힘든 일이 끝나면 언제 그랬냐는 듯 숨이 가라앉고 일상적인 호흡으로 돌아온다. 우리 몸은 응급상황에서는 모든 것을 다 쏟아붓는다. 위기를 넘겨야 하니까 말이다. 하지만 응급상황이 아닌데도 계속 응급상황처럼 행동하면 모든 것이 고갈된다.

앞서 살펴봤듯이 단순히 호흡 횟수만 빨라져도 지니(자율신경)는 '투쟁-도피' 상황으로 받아들인다. 응급상황으로 판단한 것이다. 호흡이 얕고 빨라지면 자연히 입을 열고 구강호흡을 하게 되는데 구강호흡은 과호흡을 불러오고, 이는 면역력을 떨어뜨리는 악순환으로 이어진다. 면역력의 하락은 만병의 근원인 만큼 이 악순환을 끊어야 한다.

한데 그 방법이 어렵지 않다. 단순히 코로 숨 쉬는 것만으로도 상당수 질병을 예방할 수 있는 것이다.

지니(항상성[38])는 주어진 조건에서 가장 잘 기능하도록 세팅되어 있다. 근육도 원래 움직일 수 있는 범위가 정해져 있어 짧아지거나 길어져도 힘을 못 쓴다. 세포도 산염기평형이 pH 7.4에서 기능을 제일 잘한다. 입으로 호흡하면 걸러 주는 기능이 없어 바로 폐까지 차고 건조한 바람이 들어간다. 기관지는 코로 들어온 공기가 가습, 가온된 환경에서 기능하도록 세팅이 되어 있다. 만약 이런 상황이 처음이라면 난리가 난다. 우리는 누가 때리는 시늉만 해도 움찔하고 근육이 방어에 들어간다. 마찬가지로 자극받은 기관지도 당연히 방어에 안간힘을 쓴다. 수축하고, 기침하고, 분비물이 나오고, 공기가 폐로 덜 들어가는 식이다. 공기가 덜 들어가니 호흡은 빨라지고, 기관지가 좁아져서 더 넓히려고 무의식적으로 머리를 숙이면서 가슴 쪽에 붙어있는 목빗근(흉쇄유돌근)이 자극을 받는다. 천식 환자에게서 보는 전형적인 모습이다. 물론, 당장 입호흡을 한다고 이런 반응이 일어나는 것은 아니다. 만성적으로 입호흡을 하면 일어나는 반응이지만, 이런 자극들이 쌓여 결국 기관지 약화, 폐질환 등으로 진행되는 만큼 각별한 주의가 필요하다.

---

38 항상성은 인체가 정상적으로 작동하기 위해 정해진 구간에 있도록 조절하는 작용을 말한다. 난방 시스템에 온도를 설정해 놓으면 그 구간에서 작동하는 것과 비슷한 원리다.

호흡 리셋

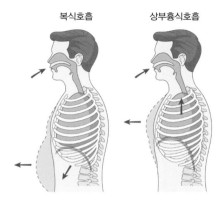

복식호흡　　　상부흉식호흡

그림2-2 **복식호흡과 상부흉식호흡**

　　입으로 호흡하면 많은 공기가 폐까지 고속도로처럼 빠르게 들어
간다. 고속도로(입호흡)를 모를 때는 힘들게 2배나 막히는 국도(코호
흡)를 이용하지만, 알고 나면 무조건 고속도로를 이용하지 굳이 국도
를 선택하지는 않을 것이다. 입호흡이 습관으로 고착되면 고치기 힘
든 이유다. 입으로 호흡하면 상부흉식호흡을 하게 되면서 가로막(횡
격막)을 쓸 이유가 없어진다. 그래도 숨은 쉬어지지만 가로막을 못 쓰
니 내장 기능과 심혈관 기능이 떨어진다. 가로막은 아래, 위로 올라가
면서 심장박동과 혈액순환을 도와준다. 뿐만 아니라 움직이지 못하
는 장기들도 도움을 받는다. 가로막이 내려가면서 내장을 움직여 연
동운동을 도와주고 장기가 내려가면 골반저(골반바닥부위) 근육이 긴장
을 받아 비뇨생식기 기능을 튼튼하게 해 주는 식이다. 입으로 호흡을
하면 이런 좋은 기능이 없어지고 빠른 호흡으로 나타나는 교감신경

항진 상태, 즉 긴장 상태가 계속 지속된다. 반대로 입만 다물면 가로막(횡격막)을 사용할 수 있다. 습관을 바꾸기 위해선 입을 막아야 한다. 올바른 호흡의 시작은 입을 막는 거다.

입호흡, 걸러지지 않은 세균의 무차별적 공격

입안에는 다양한 균이 존재한다. 면역이 정상일 때는 병원균이 입안에 있어도 힘을 못 쓰지만, 우리 몸이 약해지면 감염을 일으킨다. 편도는 입으로 들어온 차고 건조한 공기가 처음 접하는 방어막이다. 이 편도에는 거의 유일한 방어막인 백혈구가 모여 있는데, 모든 면역세포가 그러하듯, 온도가 낮아지면 세포의 기능이 떨어져 병원균의 무차별적 공격이 시작된다. 찬바람이 들어와 편도가 정상 체온인 36.5℃ 이하로 떨어지면 백혈구는 힘을 잃고, 입안에 존재하는 균의 힘이 강해져 백혈구를 제압한다. 백혈구는 세균을 잡아먹어 분해하는데 소화 능력이 떨어져 세균을 죽이지 못하면 세균에 감염된 채로 혈관을 따라 온몸에 퍼져나간다. 편도가 이제는 열린 성문이 되어 세균의 온상이 된 것이다. 단지 온도 때문에. 감기는 바이러스가 주변에 있다가 면역력이 떨어지면 걸리는데 추운 겨울날에도 입을 막고 코로만 숨 쉬면 감기에 덜 걸린다.

꽃가루 알레르기도 입호흡과 관련이 깊다. 입으로 숨을 쉬다 보면 걸러지지 않은 먼지나 꽃가루가 기관지에 붙어 염증을 일으킨다. 계속되는 입호흡으로 면역력이 떨어지면 먼지나 꽃가루에 민감하게 작용해서 알레르기 반응을 일으킬 수 있다. 감기나 바이러스 등도 같이 들어와 감염을 자주 일으킨다. 코에 침범하면 코점막이 붓고 염증이 생긴다. 코의 기능이 떨어져 혈액순환이 잘 안되면 코 질환이 잘 안 낫는다. 코가 막히니 더욱더 입으로 숨을 쉬게 되고 코곁굴(부비동, 부비강)까지 세균에 감염되면 회복은 더욱 요원해진다. 그뿐일까? 코는 귀와 연결되어 있어서 코의 기능이 떨어지면 덩달아 귀에도 세균이 잘 넘어간다. 아이들이 감기에 걸렸을 때 합병증으로 가운데귀염(중이염)이 오는 이유다. 알레르기를 일으키는 물질이 지속해서 입으로 들어오면 계속 자극을 받아 알레르기 질환으로 변한다.

이 모든 것이 코와 입을 원래의 용도와 다르게 사용해서 생겼다. 단지 입만 닫으면 해결되는 일이다. 아이들은 콧속이 작아서 점막이 조금만 부어도 숨길이 막힐 수 있다. 특히, 신생아는 입으로 숨을 못 쉬기 때문에 코 막힘에 더욱 주의해야 한다. 코 막힘이 생기기 전에 예방하는 것이 우선이고, 생겼을 때는 최선을 다해 코 막힘부터 빨리 해결해야 한다. 코로 숨을 쉴 수 있게 해야 입을 막을 수 있고 입호흡이 습관이 되는 것을 막을 수 있다. 코로 호흡을 시작하면 쉬고 있던 놀라운 회복력으로 코는 제 기능을 한다. 이게 코 질환이나 알레르기 질환의 악화를 막는 방법이자 치료의 출발점이다.

입호흡 유발하는 마스크, 응급상황에서만 쓰자

마스크는 우리 몸에 자연스러운 걸까? 코로나 유행 이후 마스크는 필수품이 되었다. 마스크 착용 의무가 해제된 후에도 나이 드신 분이나 감염에 예민한 사람들은 지금도 여전히 마스크를 착용한다. 면역력이 저하됐으니 마스크로 방어하고자 하는 심리다. 감염에 대한 우려가 큰 것은 충분히 이해되지만, 과연 생각만큼 큰 도움이 될까?

무엇이든 안 쓰면 퇴화하고, 쓰면 강화된다. 당연한 말이다. 마스크의 역할은 코나 입으로 이물질이 들어오지 못하게 방어벽을 쌓는 것이다. 원래 입은 다물어져 있어야 방어에 유리하다. 이물질이나 세균, 바이러스 등은 코로 들어와야 가장 잘 방어할 수 있다. 코로 방어하기 힘들 정도로 적들이 많을 때는 당연히 도움을 받아야 한다. 덜들어오게 마스크를 착용하면 된다. 적들은 눈에 보이지 않을 정도로 엄청 작은 것들이니 이것을 막기 위해서는 마스크가 아주 촘촘해야한다. 하지만 적을 막자니 숨 쉬는 것이 힘들어지고, 숨을 편하게 쉬자니 촘촘하지 않은 마스크를 착용해야 하는데 이렇게 되면 마스크를하는 의미가 없다.

마스크를 일상적으로 사용하면 나도 모르게 입으로 숨을 쉬게 된다. 공기량이 적게 들어오니 숨도 얕아지고 빨리 쉬게 되면서 과호흡이 만성적으로 진행된다. 촘촘한 마스크 때문에 들숨에 저항이 많이걸려 가슴에 한껏 힘주어 호흡하게 되는데, 이렇게 전형적인 상부흉식호흡을 하게 되면 에너지 효율은 떨어진다. 적을 방어하기 위해 마스크를 사용했지만, 이것 때문에 오히려 조직으로의 산소 공급은 더어려워지는 아이러니다. 당연히 면역력도 더 떨어진다. 외출이라고 해봐야 식당가는 게 전부고 밥 먹는다고 잠시 마스크를 벗었을 뿐인데, 또 코로나에 걸렸다는 분들이 있다. 나도 모르는 사이에 구강호흡을 하면서 약해진 면역력 때문이다. 나이 드신 분의 경우 특히 그렇다.

　세균감염의 위험성이 큰 경우엔 당연히 필수적으로 마스크를 착용해야 한다. 다만, 내가 코로 숨을 쉬는지, 입으로 숨을 쉬는지는 잘 알아차려야 한다. 갑자기 차갑고 건조한 날씨가 되면 폐를 보호하기 위해 마스크를 쓰는 게 도움이 된다. 밀집된 공간에서 일시적으로 사용할 수도 있다. 하지만 안전한 곳에서는 마스크를 벗어야 한다. 그래야 코가 자기 기능을 한다. 사용해야 발달한다. 목이 약하다고 마스크

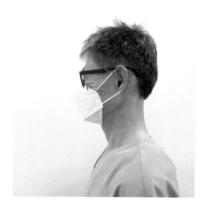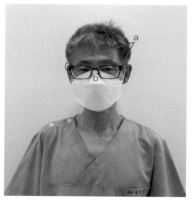

그림2-3 a에는 머리로 가는 중요한 동맥, b에는 코점막에 연결되는 정맥 3개가 있다. 눌리기 쉬운 위치에 있다.

를 하는 건 구강호흡을 한다는 증거다. 여기에 어울리는 표현일지는 모르겠지만, '침묵은 금'이다. 폐를 보호하기 위해서 꼭 필요할 때만 말하자. 건강하게 살기를 원한다면 입은 말하고 밥을 먹을 때만 사용하고 '숨 쉬는 건 항상 코로만'을 명심하자.

또 마스크를 항상 착용하다 보면 귀가 쪼인다. 피부가 헐거나 하는 부작용이 생기기도 한다. 압력이 그만큼 강하다는 건데, 조여 맨 마스크로 인해 혈관, 신경, 림프가 눌리고 있다는 사실을 간과해선 안 된다. 마스크 끈이 닿는 피부밑에는 중요한 구조물이 있다. 특히 림프는 작은 압력에도 막힐 수 있는데, 장시간 눌리면 순환에 문제를 일으킨다. 귀 근처에 있는 신경과 혈관은 뇌나 눈 쪽으로 가는데 장기간 눌리면 모르는 사이에 혈액순환 장애가 발생한다는 점에도 주의해야 한다.

이렇듯 마스크를 평상시에도 착용하는 건 바람직하지 않다. 모르는 사이에 입으로 호흡하고 상부흉식호흡을 하게 되는데 득보다 실이 크다. 코의 기능을 높이려면 마스크를 벗어야 한다. 내 몸의 내부 의사를 믿고 방어체계가 자연스럽게 작동하도록 방해하지 말아 보자. 이와 달리 오염이 심하거나 바이러스가 창궐했을 때는 응급상황이니 반드시 마스크를 착용하자. 사용한 마스크에는 오염물질이나 바이러스가 많이 묻어 있으므로 앞면을 손으로 만져 전염되지 않도록 주의해서 버려야 한다. 쓰레기장에 새들이 날아와 먹이를 찾다가 마스크

호흡 리셋

가 발에 걸려 올무처럼 얽어 매이곤 하는데 이는 새들에게 치명적일 수 있으니 마스크 끈은 꼭 잘라서 버리도록 하자.

입호흡의 폐해가 이렇게 큰데도 입호흡이 나쁘다는 걸 아는 사람은 거의 없다. 얘기를 해 줘도 관심이 없어서 한 귀로 듣고 흘려보내는 사람들이 태반이다. 우리는 정보의 홍수 속에 살고 있지만 알아도 행동하지 않으면 말짱 도루묵이다.

평소 존경하는 김봉규 기자가 쓴 책《절집의 미학》에 소개된 일화가 있다. 당나라 때의 유명한 시인인 백거이(772~846)가 중국 항주 태수로 부임했을 때의 일이다. 당시 조과도림 선사(741~824)는 고목의 소나무 높은 가지에 올라가서 좌선하는 특이한 방법으로 참선하는 것으로 널리 알려졌다. 불심이 깊은 백거이는 도림 선사를 찾아가 물었다. "불법의 근본은 무엇입니까?" 도림 선사가 말했다. "모든 악을 짓지 말고, 온갖 선한 일을 행하십시오." 백거이가 "그건 세 살 먹은 어린애도 다 아는 얘기입니다."라고 말하자 도림 선사는 "세 살 먹은 애도 아는 걸 80살이나 먹은 노인도 행동하기는 어렵습니다."라고 답했다. 깨달음을 얻는 순간이었다. 다 아는 것도 실천하지 않으면 무슨 의미가 있을까. 필자가 강연이 있을 때마다 이 일화를 소개하는 이유다. 지금이라도 늦지 않았다. 평상시 입으로 하는 호흡은 건강에 치명적이다. 입호흡은 특수한 상황에서만 하는 거라는 걸 명심하자.

적색경보! 심부 온도를 지켜라!

체온 유지는 면역에서 중요한 역할을 한다. 지니(시상하부)는 심부 온도가 36.5℃가 되도록 세팅해 놨고 그보다 낮아지면 면역력이 떨어지게 설계되어 있다. 심부 온도는 흔히 귀나 겨드랑이에서 측정하는 온도가 아니다. 몸의 말단 부위는 외부 환경에 영향을 받아 온도가 변할 수 있기 때문에 주로 직장 같은 내부 기관의 온도를 측정해서 가늠한다. 《체온 1도가 내 몸을 살린다》를 쓴 혈액종양내과 전문의 사이토 마사시는 심부 온도가 1℃ 떨어지면 면역력이 30% 떨어진다고 주장한다. 니가타 대학에서 면역학을 가르치는 아보 도오루 교수가 집필한 《체온 면역력》에 의하면 반대로 심부 온도가 1℃ 올라가는 경우 면역력은 5배 이상 증가한다.

구석기 시대 조상들이 살던 시기의 심부 온도는 37℃로 추정된다고 책 《체온 1도의 기적》에 소개되어 있다. 600만 년 이상의 시기를 거쳐 온 현재의 심부 온도는 36.5℃로 0.5℃밖에 차이가 나지 않는다. 그런데 현대인들의 심부 온도가 이보다 약 1℃ 이상 낮아지고 있다고 한다. 우리 몸은 최적 온도에서 최적의 기능을 하게끔 설계돼 있기 때문에 이것은 심각한 문제가 아닐 수 없다. 추운 날씨에 손이 시리고 창백해지는 경험을 해봤을 것이다. 우리 몸이 체온을 보존하기 위해 손 쪽으로 가는 혈관을 수축시켜 혈액순환이 둔해진 결과다. 지속되면 면역 기능도 떨어지지만, 혈액순환 자체도 나빠져 만병의 근원이 된다.

이 같은 주장이 과학적인지 아닌지는 논란의 여지가 있다. 하지만, 의사로서 필자는 근거가 있냐, 없냐가 중요한 문제라고 바라보지 않는다. 그보다는 우리 건강에 도움이 되느냐가 중요하다. 비용이 들지 않고, 손쉽게 할 수 있고, 부작용이 없으면 된다. MBN 프로그램 <엄지의 제왕> 86회 "생명 지키는 체온 1도의 기적" 편에 실제 실험이 나온다. 4명의 참가자가 3주간의 체온 프로젝트에 참여했는데 여기서 중요한 것은 참가자 모두 체온이 낮았다는 점이다. 참가자들만의 문제는 아닐 것이다. 실험 결과 기적적인 변화가 일어났다. 독자들도 한번 찾아보길 권한다.

실천 여부는 개인의 선택이지만 아예 모르면 얘기가 다르다. 체온의 저하가 건강에 치명적일 수 있다는 사실을 알아야 한다. 중요성을 알면 바로 실천할 수 있기 때문이다. 떨어져 있는 체온을 올리는 방법은 여러 가지가 있지만, 찬 공기가 폐로 바로 들어가지 않게 입을 막고 숨 쉬는 방법이 가장 쉽다. 이것이 기본이다. 혈액순환을 돕는 족욕도 아주 좋은 방법이다. 이 같은 습관을 생활화하면 서서히 심부 온도가 올라가서 세팅될 것이다.

얼굴만 봐도
입으로 숨 쉬는 걸 알 수 있다

출근길에 오고 가는 사람들을 보면 상당수가 입을 벌리고 있는 것을 확인할 수 있다. 지하철 내에서는 사람이 많아서 그런지 입을 벌리고 있는 사람이 적지만, 긴장하고 있을 때 다물었던 입은 긴장이 풀리면 다시 벌어진다. 입이 조금이라도 벌어져 있으면 그쪽으로 숨 쉬는 게 훨씬 쉽다는 게 문제다. 전화하면서 걷는 사람이나 가수들의 공연을 보면 모두 입으로 숨을 쉬고 있다. 말을 많이 하는 직업은 단명한다는 얘기가 있는데 아마도 입으로 호흡하기 때문일 것이다. 본인도 모르는 사이에 단명을 향해 가고 있다. 단지 입으로 숨 쉰다는 이유로 말이다.

거울 속에 비치는 모습을 확인해 보자
입이 조금이라도 열려 있다.
입술이 헐거나 건조하다.

아랫입술이 윗입술보다 더 두툼하다.

치아가 가지런하지 않다.

앞니가 돌출되어 있다.

주걱턱이다.

이 중 하나라도 해당한다면 입으로 숨 쉬고 있을 가능성이 높다. 하나하나 살펴보자. 입을 벌리고 있으면 바람이 통과하면서 입술이 마른다. 그러면 마른 입술을 촉촉이 하기 위해 침을 바르고, 이런 행동이 반복되면 입술이 거칠어진다. 침이 부족해지고 입안이 말라 세균 번식이 증폭될 뿐 아니라 입냄새도 심해진다. 게다가 입을 벌리고 있어 약간 멍청해 보이기도 한다. 입을 벌리면 아래턱이 내려가는데, 아래턱이 계속 내려가 있으면 나중엔 근육이 짧아져 잘 다물어지지 않고 탄력을 잃은 아래턱은 두툼하고 둥글게 보일 것이다. 코로 숨을

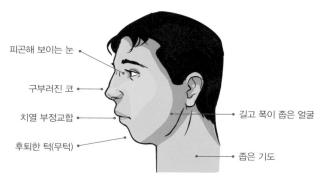

피곤해 보이는 눈

구부러진 코

치열 부정교합

후퇴한 턱(무턱)

길고 폭이 좁은 얼굴

좁은 기도

그림2-4 **입호흡으로 인한 변형(옆모습)**

안 쉬면 빨아당기는 코 주위 근육도 약해진다. 그러면 얼굴 근육이 처지고 눈 주위도 다크서클이 생겨 어두워 보인다. 나중엔 콧구멍도 힘주어 벌리기 힘들어진다.

입으로 숨 쉬는 사람은 밥 먹을 때도 예외가 아니다. 코를 막고 밥을 먹어 보자. 쉽게 먹을 수 있다면 입으로 숨을 쉬고 있는 것이다. 밥을 먹으면서 숨을 쉬려면 음식물이 같이 안 넘어가게 치아 쪽으로 혀로 밀어 숨 쉬는 통로를 확보해야 한다. 치아는 씹는 힘에 특화되어 있지만, 아래위로는 수십 kg도 견디는 반면 옆에서 미는 힘에는 약하다. 치아 교정기는 이런 원리를 이용한 것으로 20~30g의 압력으로 치아를 밀어 안쪽으로 움직이게 한다. 입으로 숨을 쉬면서 밥을 먹으면 치아 교정기의 몇 배나 되는 압력으로 치아가 밀리게 된다. 말할 때도, 침이나 음식물을 삼킬 때도 혀로 치아를 누르는 경우가 많다. 사소한 것처럼 보일지라도 이런 습관이 계속 누적되면 이빨이 들쭉날쭉하게 된다. 또 앞니가 튀어나오고 주걱턱으로 변한다.

불편한 증상과 습관이 있는지 확인해 보자
소리 내면서 밥을 먹는다.
코가 자주 막히고 코를 훌쩍인다.
치아와 잇몸 상태가 안 좋다.
입을 벌리고 잔다.
한숨 쉬는 습관이 있다.

잠에서 깨면 목이 따갑다.

평소 목이 건조해서 헛기침을 자주 한다.

바로 누워 잤는데, 눈 떠보면 모로 누웠거나 엎드려져 있다.

이를 간다.

노래방에서 노래 부르기를 즐긴다.

담배를 피운다.

코를 골고 소리가 심해진다.

심할 땐 수면 무호흡이 생긴다.

이런 면면도 입호흡을 하고 있다는 증거로 볼 수 있다. 입을 꼭 다물지 못해 밥을 먹을 때 소리가 나고 낮에는 목이 건조해 헛기침을 자주 한다. 자는 동안 입이 벌어져 숨을 쉬면 가온, 가습 되지 않은 차고 건조한 공기에 그대로 노출되어 입안이 건조해진다. 건조해진 입안은 산성 환경으로 변해 세균이 번식하고 치과 질환이 생긴다. 입술과 입 뒤에 있는 조직은 바싹 말라 탈수를 부르고 목이 말라 밤중에 몇 번이나 깨기도 한다. 낮에는 의식적으로 입을 다물기라도 하는데, 자는 동안은 그럴 수 없어 그대로 다 노출된다.

입호흡을 하면 나타나는 부작용

일 년 내내 감기를 달고 사는 사람은 입이 벌어져 있을 가능성이 높다. 입이 벌어져 있으면 입안 뒤쪽에 있는 조직이 민감해지고 충혈

된다. 이런 상태에서 컨디션이 떨어지면 정상적인 입안의 균이 염증을 일으켜 목이 붓고 아프다. 건조한 공기가 계속 목으로 들어오면 기관지가 좁아지고, 기관지가 좁아져서 저항이 많이 걸리면 호흡이 빨라진다. 천식 환자들에게 흔히 나타나는 현상이다. 악순환이 반복되는 것이다.

잠결에 목이나 입이 불편해 턱을 움직이면서 이를 갈기도 한다. 바로 누워 자면 중력 때문에 혀가 뒤로 밀리면서 기도를 막고 숨 쉬는 길이 좁아지니 코골이가 생긴다. 심하면 아예 막혀서 중간중간 숨을 멈추는 수면 무호흡증이 생긴다. 술이라도 먹고 들어오는 날은 이완된 혀 근육이 더 뒤로 처져서 코골이 소리도 커지고 수면 무호흡도 더 심해진다.

숨이 막히면 옆으로 돌아누워 잔다. 혀가 뒤로 밀렸다가 옆으로 비켜나면서 숨을 쉴 수 있게 되는 것이다. 그러다가 계속 옆으로 자면 어깨가 눌리고 불편해서 또 바로 눕게 되고, 바로 누우면 또다시 수면 무호흡이 진행된다. 상태가 심해지면 수면 중에 배우자를 차는 등 잠버릇까지 험해진다. 이 같은 악순환이 계속되어 아침에 일어나도 해소되지 않은 피로에 몸이 천근만근이다. 피로가 쌓여 한숨을 쉬거나 하품을 자주 한다. 이 모든 게 다 연결되어 있다.

흡연하는 습관까지 있다면 엎친 데 덮친 격이다. 담배를 피우면 연기를 빨아 당겨 폐 깊숙이 들이마시니 당연히 입으로 호흡하게 된다. 흡연의 폐해와 더불어 입호흡의 나쁜 점까지 더해지니 더더욱 안 좋다.

큰 소리로 노래를 부르면 폐활량을 높이고 스트레스를 해소하는 등 좋은 점도 있지만, 입을 계속 벌리고 있으니 나도 모르게 입호흡을 하게 된다. 노래 부르는 걸 좋아하면 코로 숨 쉬는 법을 배우면 된다. 중간에 자주 입을 다물어 숨을 쉬고, 입이 벌어져 있으면 혀를 'L' 발음 위치에 두도록 하자. 입이 막혀 코로 숨 쉬게 된다.

수면 자세도 입호흡에 영향을 끼친다. 바로 누워 자는 게 제일 좋지만, 하루 종일 컴퓨터, 핸드폰, 앞을 보고 작업하다 보면 가슴이 앞으로 구부러지기 마련이다. 이 자세가 습관이 되면 바로 자려고 해도 옆으로 누워야 잠이 온다. 엎드려야 잠이 오는 사람도 있다. 이런 습관이 모두 입호흡하고 관련이 있다. 언뜻 이해가 안 될 수 있지만 중력의 영향으로 눌리는 쪽에 피가 쏠려서 일어나는 현상이다. 엎드려 잘 경우 아래쪽에 있는 코에 피가 몰리면 점막이 더 붓는다. 밤에는 부교감신경이 활발해져 혈관이 확장하는데, 피까지 더 몰리면서 코로 숨쉬기 힘들어져 입으로 숨을 쉬는 것이다. 옆으로 잘 경우 베개에 얼굴과 턱이 눌리는데, 아래 정맥이 막혀 순환이 어려워지면서 콧구멍의 점막이 더 붓고 그 결과 코가 막힌다. 장시간 이런 자세로 눌리면 코도 압박을 받아 휠 수 있다. 그럼 이 또한 코가 막히는 원인이 된다.

눈도 눌려서 시력에 안 좋은 영향을 미치고, 치아도 직접적으로 눌러서 배열을 흐트린다. 옆으로 자는 동안 눌리는 압력은 300g까지

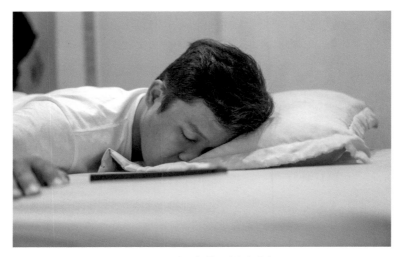

그림2-5 **엎드려 자는 잘못된 자세**

도 될 수 있다고 한다.[39] 10배 이상의 압력이 걸리기도 하니 치아가 엉망이 되는 건 물론이다.[40]

　중력 때문에 보는 손해가 이만저만하지 않다. 일단 바로 자는 습관부터 지니자. 몸이 틀어져서 바로 못 자면 전문가의 도움을 받아 빨리 해결해야 한다. 바로 자지 못하면 눈, 코, 치아에 고루 나쁜 영향을 미친다. 또 입호흡을 유발해 마음과 몸을 아프게 하는데 수면의 질도

39　니시하라 가츠나리, 《코호흡을 해야 몸이 젊어진다》, 김정환 번역, 싸이프레스, (2012), 42쪽

40　치아 교정기는 상당한 기간을 착용하면서 압력을 준다. 그래서 자는 동안의 압력만으로는 치아가 변할 수 없다고 치과의사는 반론한다. 짧은 기간의 압력은 영향을 못 준다는 것이다. 하지만 필자는 입호흡의 폐해를 설명하고 작은 압력도 치아에 나쁜 영향 미친다는 걸 알리기 위해 서술한다.

떨어뜨려 숙면을 방해한다. 입호흡이 습관이 되지 않게 깨어 있을 때도 항상 의식하고 있자. 말을 많이 하면 반드시 입으로 호흡하게 된다는 걸 의식하고 이야기 중간중간에 말을 끊어 코로 호흡하자. 평소 말하면서 코로 숨 쉬는 연습을 꼭 해야 한다. 입호흡은 잠시라도 정상적인 호흡이 아니다. 잘 때는 다음 장에서 설명할 테이프를 입에 붙여보자. 위에 설명한 증상들이 입 테이프로 인해 사라졌다면 믿겠는가. 기적은 일어난다. 당장 입에 테이프를 붙이는 것만으로도 말이다.

코가 숨을 쉰다! 마법의 호흡 운동 따라 하기

환자들에게 코로 숨을 쉬라고 하면 어김없이 나오는 소리가 있다. 코가 막혀서 안 된다는 것이다. 그래서 코가 뚫리는 운동을 소개한다. 이 운동은 코 막힘을 빠르게 해소하는 데 효과적이다. 특히 천식 환자에게 도움이 될 수 있지만, 임산부나 고혈압, 심각한 질병이 있는 사람은 하지 않는 것이 좋다. 심한 천식이 있는 경우에도 무리하지 않도록 주의해야 한다.

패트릭 맥커운[Patrick McKeown]이 제안하는 막힌 코를 뚫는 방법은 다음과 같다. 운동을 할 때는 과도하게 오래 숨을 참지 않도록 한다. 이 운동은 약 5분 정도 소요되며, 운동 후 코가 일시적으로 뚫리게 된다. 맥커운은 이 방법이 사람 대부분에게 효과적이라고 주장하며, 비강 스테로이드나 수술 없이도 코 막힘을 해소할 수 있다고 설명한다.

1. **준비운동:** 바르게 앉는다. 코로 작은 숨을 들이쉬고, 작은 숨을 내쉰다.
2. **한쪽 콧구멍 막고 숨쉬기:** 한쪽 콧구멍을 막고 그쪽으로 숨을 쉬어 본다. 반대쪽 콧구멍도 막고 같은 방법으로 숨을 쉬어 본다. 소리 나지 않게 작게 쉬어야 한다.
3. **코 막고 흔들기:** 코로 작게 숨을 들이쉬고, 작게 내쉰 다음 코를

막고 숨을 참고 고개를 흔든다. 목이 아파 통증을 느낀다면 머리나 몸을 고정하지 말고 옆으로 움직여도 된다.

4. **숨 참기:** 숨을 참으면서 부드럽게 계속 흔든다. 최대한 오래 한다. 힘들면 숨을 멈추고 코로 숨을 쉰다.

5. **휴식:** 1분 정도 기다렸다가 다시 시작한다. 최대한 빨리 가라앉히고, 익숙해지면 10~30초 기다렸다 시작해도 된다.

6. **반복:** 3~5단계를 5, 6회 반복한다. 운동 중 코가 따뜻해지는 느낌이 들 수 있는데, 이는 숨을 참아 폐와 혈액에 이산화탄소가 쌓이기 때문이다. 이산화탄소는 혈관을 이완시켜 코 막힘 해소에 도움을 준다. 운동 후 점액이 나올 수 있다.

운동 중 머리를 흔드는 것은 수영할 때 얼굴이 물속에 잠기는 것과 비슷한 효과를 준다. 몸을 움직이면서 동시에 숨을 참는 것이다. 이 운동의 효과는 일시적이지만 꾸준한 호흡 조절 훈련을 통해 코가 뚫린 상태를 유지할 수 있다.

평소 입을 벌리고 있는 습관이 있다면, 의식적으로 입을 다물도록 노력한다. 처음에는 답답함을 느낄 수 있지만, 시간이 지나면 익숙해진다. 숨을 참을 때 호흡근이 수축하는 것을 느낄 수 있으며, 숨을 참으면 교감신경계가 활성화될 수 있다. 이 운동은 코점막의 부종을 줄이고, 점액 배출을 촉진하여 코 막힘을 완화한다. 운동 중 불편함이나 통증이 느껴지면 즉시 중단한다.

입에 테이프를 붙이고 자면
일어나는 놀라운 변화들

누누이 말하지만 코로만 숨을 쉬어야 한다. 그런데 어떤 방법이 코로만 숨을 쉬는 데 도움이 될까? 입을 강제로 막으면 코로만 숨을 쉴 수밖에 없다. 우선 잘 때 입에 테이프를 붙이자. 오늘도 환자들에게 입 테이프의 중요성을 얘기한다. "할아버지, 치매 걸리기 싫지요. 안 걸리는 방법 가르쳐 드릴까요? 돈도 별로 안 들어요", "할머니, 보청기 끼기 싫죠? 제가 방법을 가르쳐 드리면 따라 하시겠어요? 귀가 젊어져요", "할아버지, 새벽에 소변보러 몇 번 일어나세요? 푹 자게 해 드릴까요? 주무시다 깨지 않게요." 이렇게 얘기하고 입 테이프를 붙이라고 말씀드리면 거의 다 실천한다.

구강호흡을 예방하기 위해 잘 때 입 테이프를 붙여 보자. 이는 호흡에 관한 거의 모든 책에 기술되어 있는 방법이다. 우크라이나 의사 부테이코Konstantin Pavlovich Buteyko가 1950년대에 자신의 호흡법을 개발하고 입 테이프 사용을 권장했다. 이 방법의 정확한 기원을 추적하기는 어렵지만, 여러 문화권에서 오랫동안 사용되어 온 전통적인 방법 같다. 문제는 입 테이프의 중요성을 책에서 얘기해도 실감이 안 난다는 것이다. 독자들은 그냥 '그렇구나' 하고 만다. 실감 나는 실제 사례가 적어서다.

그러던 중 아내로부터 유튜브 채널 〈이우정 TV〉의 "대뇌 건강을 지키는 호흡법! 무조건 코로만 숨 쉬어야 하는 이유"라는 영상을 추천받았다.[41] 당시는 필자가 의사들을 대상으로 '통증 치료에 있어서 맨발과 호흡의 역할'이란 주제로 워크숍을 준비하던 때다. 맨발은 오랫동안 해 왔던 강의지만 호흡은 당시 처음 준비하는 거라 자료를 많이 찾아야 했다. 평소에 유튜브를 잘 안 보는 편이지만 소아청소년과 의사인 아내가 적극 추천해 주어서 바로 시청했다. 결론은 '코로만 숨을 쉬면' 거의 만병이 예방된다는 거였다. 요약하자면 콧속에 있는 코곁굴(부비동, 부비강)의 역할은 과열된 대뇌를 식히는 역할을 한다. 그리고 입에 테이프를 붙이는 것만으로도 그동안 해결되지 않았던 여러 문제들이 해결되었다는 것이다.

머리를 한 대 맞은 것 같은 충격이었다. 당시만 해도 처음 들어보는 소리였기 때문이다. 하지만, 이게 진실이라면? 이후 미친 듯이 자료를 찾아봤다. 이우정 원장님이 쓴 모든 책도 다 구해 읽고 또 읽었

---

41 "대뇌 건강을 지키는 호흡법! 무조건 코로만 숨 쉬어야 하는 이유"
https://www.youtube.com/watch?v=aw-5QRUcTPw

다. 아는 동료 이비인후과 의사, 인터넷, 교과서를 미친 듯이 찾아보고 물어봤다. 과열된 대뇌를 식혀 준다는 코곁굴(부비동, 부비강)의 진실은 어디에도 없었다. 하지만, 저렇게 열심히 강의하는 걸 보면 분명 뭔가 있는 거란 생각이 들었다.

책에 나오는 풍부한 실제 사례들이 의학적 호기심을 자극했다. 물론 동영상을 본 날 바로 '코숨 테이프'라는 이름으로 판매되고 있는 입 테이프를 구해 가족들을 대상으로 실험에 들어갔다. 홈쇼핑 광고에서는 잘되던 것이 실제로 구매해서 사용해 보면 잘 안되는 경우가 자주 있다. 그래서 주변에 먼저 실험해 보고 실제로 좋아지는지, 또 안전한지를 확인한 후에야 환자들에게 권하고 있다.

놀라운 변화가 필자에게 바로 나타났다. 나이가 50대 중반인지라 꼭 새벽에 한 번 정도는 깨서 화장실에 가곤 했는데, 이게 무슨 일인가. 중간에 깨지 않았다. 입 테이프는 떨어지지 않고 붙어 있었다. 우연이 아니었다. 하루, 이틀, 삼일… 허허허 웃음이 났다. 하느님이 주신 선물 같았다. 필자는 바로 입 테이프 전도사가 되었다. 의료인 대상 강의에서도 열변을 토하며 입 테이프의 놀라운 효과에 관해서 설명했다. 강의를 들은 분들 중에는 입 테이프를 붙인 채 잠든 아기 사진을 보내 주신 병원 원장님도 있다. 어떤 원장님은 그렇게 고생하던 불면증이 한 방에 해결되었다고 피드백을 주셨다. 감사할 따름이다.

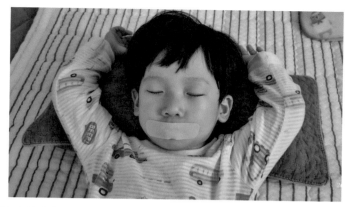

그림2-6 **입 테이프 착용 모습** 아이들도 테이프를 붙이고 자면 감기에 거의 안 걸린다. 부모가 테이프를 사용하면 아이들도 자연스럽게 붙이고 잔다.

입 테이프를 사용하는 방법

강의하면서 느낀 건 입 테이프에 대해서 아는 의료인이 거의 없었다는 점이다. 의사들도 모르는데 일반인들은 오죽할까. 이것이 바로 책을 쓰기로 마음먹은 이유이기도 하다. 다시 한번 이우정 원장님께 감사를 표한다. 동영상에 나오는 내용은 환자들이 입 테이프를 붙이도록 유도하는 방법이다. 보청기, 노안, 치매, 소변 등과 관련한 효과들 말이다. 돈 들지 않는데 안 할 이유가 없다.

약국에 가서 몇천 원만 투자하면 된다. 필자는 3M(쓰리엠) 실크 반창고를 갖춰 달라고 병원 근처 약사님께 부탁했다. 환자에겐 약국에 들러 사 가시라고 종이에 적어 준다. 그리고 다음 내원 때 꼭 다시 물어본다. 까먹을 수 있으니까 몇 번씩 반복하고 사용법도 알려 드린다.

반창고를 사용할 때는 양쪽 끝을 조금 겹쳐서 붙이면 떼어내기 편하
다. 접착력이 너무 강해서 떼어내기 힘들면 옷에 몇 번 붙였다 떼었다
가 하면 된다. 혹시 자극이 너무 강하거나 피부가 약한 분은 인터넷에
서 파는 입 테이프를 구매하라고 종이에 같이 적어 드린다.

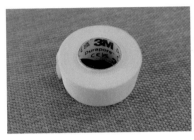 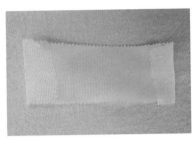

그림2-7 **3M 반창고** 반창고의 양 끝을 살짝 접어 붙이면 나중에 떼기 편하다.

테이프를 붙이고 자다 급할 때 안 떨어지면 어쩌나 걱정하는 환자
들도 있다. 그런 분들에겐 처음에는 세로로 붙여 보라고 한다. 본인이
안심돼야 계속할 수 있으니 말이다. 가로로 붙일 때보다 고정력은 약
해지지만 일단 붙이는 실천이 중요하다. 처음엔 거의 모든 환자가 일
어나 보면 테이프를 찾기 힘들 거다. 환자 대부분이 입으로 숨을 쉬니
저절로 떨어지고 만다. 그래서 테이프를 여러 개 잘라서 옆에 붙여 놓
으라고 조언한다. 혹시 눈 떴을 때 없어졌으면 또 붙이면 된다.

혹시 숨이 안 쉬어지는데 테이프가 안 떨어지면 어떻게 될까? 수
면제나 알코올 등으로 뇌를 억제한 상태가 아니라면 괜찮다. 우리 몸

은 스스로 돌아눕거나 의식을 차려서 깨어나게 만든다. 재채기라도 나오면 어쩌냐고? 떼어내면 그만이다. 아니면 그냥 코로 재채기해도 된다. 필자는 기침도 코로 한다. 단점은 코로 재채기하면 콧물이 따라 나오니 항상 휴지가 근처에 있어야 한다. 입 테이프를 붙이는 것이 익숙해지면 'X'자 형으로 붙여도 된다. 필자는 가로로 입을 완전히 봉하고 잔다. "저는 원래 입을 닫고 자요"라고 말하는 환자도 있지만, 잠자는 동안에는 대부분 입이 벌어지기 때문에 꼭 입 테이프를 붙이라고 강조한다.

환자들은 의사의 스승이다. 기도원에서 신앙 간증하듯 생생한 체험 사례를 들려주며 우리를 일깨워 주니 말이다. 실제 환자의 사례를 소개해 보겠다. "테이프가 아침까지 붙어 있던가요?" 하고 물었더니 "아침까지 그대로 붙어 있어요. 참 신기한 게 예전에는 목이 칼칼해 몇 번을 깨서 물을 마셨는데, 그게 없어졌어요. 원장님 덕분에 큰 효험 봤어요"라고 했다. 믿고 따라 준 환자가 감사할 뿐이다.

이렇게 입으로 호흡해서 생기는 문제들이 입만 막아 놓으니 해결된다. 불면증이 사라지고 입냄새가 없어졌다. 더 이상 이갈이도 하지 않는다. 이런 말을 환자들이 얘기해 주지 않으면 어떻게 알겠는가? 필자는 지금도 배우기 위해 환자들에게 묻는다. "입에 테이프 붙이고 뭐가 달라졌어요?" 그러면 "한숨 쉬는 습관이 고쳐졌어요"라며 자신이 체험한 효과를 전해 준다. 여기서는 더 이상 일일이 다 열거하지 않겠다. 독자들도 실행해 보고 체험해 보면 알게 될 것이다.

입 테이프가 가져오는 다양한 효과

《호흡의 기술》이라는 책에도 입 테이프의 효과가 생생하게 묘사된 부분이 있다. 강의 때도 단골로 소개하는 내용으로, 저자인 제임스 네스터James Nestor가 실험한 스탠퍼드 대학교수 앤 키어니의 사례다. 앤 키어니는 만성 비염이 있어 그 방면 전문가를 다 찾아다녔다. 그런데 코안이 다 막혔다는 거다. 당연히 입으로만 숨을 쉬었다. 결국 앤 키어니는 전문가의 조언 대신 자신의 입에 테이프를 붙였다. 첫째 날은 5분, 둘째 날은 10분 만에 떨어져 나갔지만, 며칠이 지난 후에는 테이프가 떨어지지 않았다. 그리고 마침내 코가 뚫리기까지 고작 6주밖에 안 걸렸다고 한다.[42] 필자는 환자들에게 뭐든 안 쓰면 퇴화해서 기능이 떨어진다고 강조한다. 하지만 쓰면 돌아온다. 그저 신비로울 따름이다.

이가 없으면 잇몸이 대신한다. 필자가 수련한 경북대학교 병원 일반외과 팀은 위암 수술로 권위를 떨치고 있다. 암에 걸려 위장 전체를 잘라내는 경우를 많이 봤는데 그런 경우 남은 식도와 십이지장을 연결한다. 그러면 시간이 지나면서 십이지장이 위장 역할을 하기 시작한다. 라훌 잔디얼Rahul Jandial이 쓴 책《내가 처음 뇌를 열었을 때》에 나온 사례는 더 극적이다. 사례의 주인공 제니퍼는 6살 때부터 간질을 앓아 왔다. 어떤 치료도 효과가 없었고 결국 오른쪽 뇌 전체를 잘라내

---

42   제임스 네스터, 《호흡의 기술》, 승영조 번역, 북트리거, (2021), 86쪽

는 수술을 받았다. 오른쪽 뇌 전체를 잘라내면 오른쪽에 중풍이 온 환자에서 보듯이 왼쪽 기능이 없어지게 된다. 하지만, 3년 후 기적 같은 일이 신경외과 의사인 저자에게 일어났다. 저자는 9초짜리 동영상 메일 한 통을 받았는데 그 동영상 속의 제니퍼는 좌측 얼굴이 조금 처져 있긴 했지만 축구까지 하는 모습을 보여줬다. 이렇게 인간의 몸은 놀랄 정도로 잘 적응한다.[43]

'빈 코 증후군'이라는 게 있다. 코의 문제를 해결하기 위해 코의 안쪽 구조물을 제거했을 때 나타나곤 하는 증상이다. 코 막힘 등의 원인이 되는 좁아진 통로를 넓히려고 안쪽 구조물을 제거했는데도 코가 막히는 느낌이 있다. 코로는 숨을 못 쉬고 입으로밖에 숨 쉬지 못한다. 점막이 없어져 많은 공기가 습도와 온도 조절이 되지 않은 채 넘어간다. 목 뒤쪽이 잘 마르고 점막과 함께 점막에 붙어 있는 센서(감각신경) 또한 기능이 떨어진다.[44] 코가 막힌다고 느낀다. 코 안쪽 구조물을 제거했는데도 남은 점막이 부어서 그런 것 같다. 점막은 거의 10~200배까지 팽창할 수 있다고 한다. 환자들은 큰 고통에 시달리는데 안타깝게도 치료법이 없다. 그렇다면 이럴 때도 신체 본래의 회복 능력을 믿어 보는 건 어떨까. 그냥 입에 테이프를 붙여 보는 거다. 난치병 환자들에게 시도해 볼 수 있지 않을까 하는 필자의 바람이다.

---

43   라홀 잔디얼, 《내가 처음 뇌를 열었을 때》, 이한이 번역, 윌북(willbook), (2020), 167~180쪽

44   윤주헌, 김성식, 《코가 주는 신호를 무시하지 마라》, 아침사과, (2024), 175~176쪽

이 글을 쓰는 지금, 다시 한번 이유정 원장님의 유튜브 영상을 보면서 그날의 충격을 회상하고 있다. 그때와 달라진 게 있다면 사람들의 입을 유심히 보는 습관이 생긴 거다. 입으로 호흡하는지를 살핀다. 필자도 말을 많이 하는 사람이다. 그런데 예전에는 왜 목이 잠기고 피곤한지 몰랐다. 환자에게 설명을 많이 한 날은 초주검이 되곤 했는데 이는 입 테이프를 붙이고 자는 것과 별개의 문제다. 입이 벌어져 있으면 자연스레 입으로 숨을 쉬게 된다. 필자 역시 말하면서 계속 입으로 숨을 쉬고 있는 것을 스스로는 몰랐다. 이제는 말하면서 코로 숨 쉬는 법을 배워야 한다는 것을 안다. 말하는 중간에 말을 끊고 입을 닫고 코로 호흡하는 연습을 해야 한다. 입이 벌어져 있으면 혀를 입천장에 대고 말을 끊고 코로 호흡하면 된다. 다음 장에 방법을 자세히 설명해 놓았다.

공황장애가 있다, 우울증이 있다, 아무리 주사 치료를 해도 목과 어깨의 통증이 안 낫는다…. 이런 다양한 증상을 호전시키는 데에 올바른 호흡이 매우 중요하다. 전적으로 필자를 신뢰하는 환자들에게는 얘기한다. "24시간 내내 입에 테이프를 붙이세요. 밥 먹고, 얘기할 때 빼곤 계속 붙이세요. 일주일간 사람도 만나지 마세요. 응급상황 아니면 전화도 하지 마세요. 호흡에만 집중하세요. 맨발 걷기 하시고, 아주 천천히 달리기하세요." 필자의 처방이다. 결국, 다 호흡으로 인한 문제이기 때문이다. 과호흡과 상부흉식호흡, 입호흡은 트리오다. 하나가 시작되면 도미노처럼 이어진다. 아니, 그냥 세트로 동시에 일

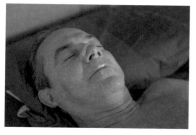
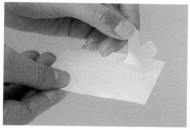

그림2-8 테이프로 입 전체를 막기 두렵다면 일단 세로로 붙여도 된다. 하지만 테이프가 붙지 않은 입술 사이로 공기가 새어 나가기 때문에 가급적 가로로 붙이는 게 좋다. 이미 다양한 모양의 입 테이프가 판매 중이다.

어난다. 습관을 바꾸려면 제일 쉬운 것부터 바꿔야 한다. 얽혀진 매듭을 시간 들여 풀지 말고 그냥 가위로 매듭을 잘라 버리면 된다. 지니(자율신경계)를 다시 세팅시키는 거다.

필자가 이 책에서 얘기하는 핵심 주제가 바로 이거다. 입호흡이 정상이라고 잘못 세팅된 것을 코호흡으로 원위치하는 것. 과호흡으로 낮게 세팅된 이산화탄소를 느린 호흡으로 정상화시키는 것. 잘못된 상부흉식호흡을 가로막(횡격막)호흡으로 재시동시키는 것이다. 그러면, 지니(호흡중추)는 자는 동안에도 리셋된 체계에 맞추어 최적의 상태를 만들어 준다. 면역력을 증가시키는 코로 숨 쉬는 호흡, 코골이 없이 느리고 깊은 호흡, 부교감신경을 자극해 재생과 치유의 길을 열어 주는 호흡, 잠을 잘수록 젊어지는 건강한 호흡. 본격적인 치유가 시작되는 시간이다.

코곁굴은 뇌의 열기를
식혀 주는 천연 에어컨

단지 입에 테이프를 붙이고 자는 것만으로 설명할 수 없던 뇌와 관련된 증상들이 사라졌다. 나이가 들면 모든 남성이 자다가 소변보러 가기 위해 깨는 증상을 겪는다. 나이 든 여자들도 이런 증상을 꽤 많이 가지고 있다. 자다가 소변 때문에 깨지 않는 것만 해도 큰 축복이다. 특히 전립선 비대증이 있으면 낮이건 밤이건 자주 소변을 봐야 한다. 약을 먹으면 소변보는 횟수가 복용 전보다 줄지만 그래도 깨지 않고 자는 경우는 드물다. 그런데, 입에 테이프를 붙이고 잤더니 이런 환자들도 요의 때문에 깨는 횟수가 획기적으로 줄었다. 필자의 전문 분야가 아니기에 의학적으로 설명할 수는 없지만 원인을 모르면 어떤가. 우리는 그저 입에 테이프를 붙이고 혜택만 누리면 된다.

현대의학에서는 한밤중에 소변보러 가는 것을 깊은 수면과 연관시킨다. 깊은 잠을 자면 각종 호르몬을 분비하는 뇌하수체가 항이뇨호르몬ADH(바소프레신)을 분비한다. 이름에서 알 수 있듯이 소변을 못

보게 하는 역할을 한다. 추운 날 소변보러 자주 가게 되는 이유가 이 호르몬 때문이다. 추우면 체온을 뺏기지 않으려고 손발로 피를 적게 보내는데, 그러면 뇌하수체가 몸 내부의 피의 양이 많아진다고 판단해 물을 내보내려고 이 호르몬의 분비를 줄이는 거다. 얕은 잠을 잘 때도 항이뇨호르몬이 적게 분비되어 결국 소변을 보러 일어나게 된다. 게다가 입호흡까지 하면 수분이 상당히 소실되어 목이 말라 깨게 된다. 그 결과 목이 말라 깨고 소변으로 수분을 또 배출시키는 악순환이 반복된다.

그런데, 단지 입을 막고 자는 것만으로 이런 악순환이 끊어진다면 아직 알려지지 않은 다른 기전이 있는 것이다. 입을 벌리고 자는 동물들은 없다. 밤새 깨지도 않는데 이는 항이뇨호르몬이 충분히 분비되고 있기 때문이다.[45]

코가 원래의 기능을 하니 뇌하수체가 제대로 작동한다. 뇌하수체 앞에는 공기주머니가 있는데 코로 숨을 쉬면 공기주머니에도 바람이 들어가서 환기가 된다. 이를 '베르누이 효과'라고 하는데 공기의 흐름이 빨라지면 압력이 낮아지는 현상이다. 공기주머니는 작은 구멍을 통해 넓은 비강과 연결되어 있는데 찬 바람이 들어가면서 공기의 흐름이 빨라진다. 천연 선풍기나 마찬가지다. 뇌를 식혀서 뇌하수체 주변이 적절한 온도를 유지함으로써 항이뇨 기능을 최적으로 할 수 있

---

45   Andrew Bennett Hellman, "Why the Body Isn't Thirsty at Night", Nature News, (Feb. 28, 2010), https://www.nature.com/news/2010/100228/full/news.2010.95.html.

다. 자다가 소변보러 가지 않는 이유다.

뇌는 체중의 2%밖에 되지 않으면서 전체 에너지의 20~25%를 소비한다. 산소 소비량도 전체의 20% 정도 된다. 고도의 복잡한 기능을 유지하려면 많은 에너지와 산소가 필요한 건 당연하다. 에너지를 많이 사용하면 열이 많이 나고 그 열을 식히기 위해 혈류가 증가한다. 더우면 얼굴이 붉게 되는 것은 혈액을 많이 보내서 피부를 통해 열을 발산하기 위해서다. 열이 빠져나가지 않으면 과부하가 걸리고 기능이 떨어진다. 가득 채워진 냉장고가 '윙-윙-윙' 돌아가는 것을 생각해보면 알 수 있다. 과열된 열을 식히려고 냉장고 밖에 붙어 있는 냉각팬이 돌아가는 소리다. 과부하가 심하게 걸려서 고장이라도 나면 큰 낭패다.

하지만 뇌는 뼈로 둘러싸여 안전하게 보호받고 있지만, 열을 내보내는 데는 어려움이 있다. 흔히 살이 쪄서 포동포동한 사람이 추위를 잘 견딘다고들 한다. 지방이 많으면 그쪽으로 열 손실이 적어 체온을 뺏기지 않아서다. 그런데 머리를 감싸고 있는 피부를 보면 아주 얇고 지방층이 거의 없다. 열을 보존하는 것보다 열 방출에 더 유리한 구조다. 머리뼈(두개골)로 둘러싸인 뇌가 열을 식히기 위해 진화한 모습일 수도 있다. 땀샘도 많이 분포되어 있어 머리가 흥건히 젖을 정도로 땀을 흘리는 때도 있다.

밖에서는 안 보이지만, 뇌 용량의 약 3분의 1을 차지하는 공기주

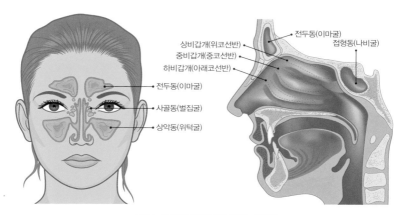

전두동(이마굴)
접형동(나비굴)
상비갑개(위코선반)
중비갑개(중코선반)
하비갑개(아래코선반)
전두동(이마굴)
사골동(벌집굴)
상악동(위턱굴)

그림2-9 정면 코곁굴과 측면 코곁굴

머니가 뇌 앞에 있다. 앞에서 말한 그 공기주머니다. 이 공기주머니를
코곁굴(부비동, 부비강)이라고 부르는데 그것이 정확히 어떤 기능을 하
는지는 아직 잘 모른다. 일단 공기로 채워져 있어 충격으로부터 완충
작용을 하고 무게를 가볍게 만들어서 머리의 균형을 더 쉽게 유지하
도록 돕는다. 발성에 있어 공명을 증가시키고 일산화질소를 생성하
며 안면 성장에도 영향을 미치는 것으로 알려져 있다. 또 코의 점막과
더불어 몸 안으로 들어오는 공기를 가온, 가습해서 37℃ 온도와 100%
습도를 유지한다.

우리가 흔히 쓰는 분무기를 보면 이 공기주머니의 역할을 어느 정
도 유추할 수 있다. 분무기에 공기를 집어넣으면 분무기 용기 안에 담
긴 액체가 빠져나온다. 앞서 언급한 베르누이 효과다. 뇌가 달구어지

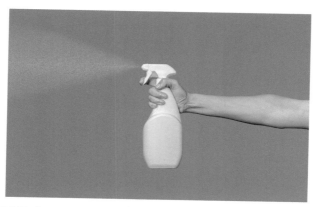

그림2-10 분무기는 압력을 넣어야 베르누이 원리에 의해 액체가 바깥으로 빠져나온다.

면 그 앞에 있는 코곁굴(부비동, 부비강)의 공기 온도도 오른다. 코안으로 들어온 차가운 공기는 코곁굴을 지나면서 더운 공기를 빠져나오게 하는데, 그 과정을 통해 뇌는 식히고 그 열을 이용해서 37℃까지 가열된 공기를 폐까지 가게 한다. 버려질 열을 이용하는 방식으로 아주 효율적이다. 코에는 상중하 세 개의 길이 있다. 들숨 때는 상중, 즉 위쪽 두 개의 길로 공기가 들어온다. 뇌 쪽 열 조절에 유리하다. 내쉴 때는 아래쪽 길로만 나간다.[46] 37℃의 더운 공기가 뇌 쪽과 먼 길을 통해 나가는 것이다. 이때 따뜻한 공기와 습기는 코곁굴이 다시 회수한다. 다른 조직에서는 볼 수 없는 환경이다. 필자는 최고의 기능을 위한 뇌의 선택이 아닐까 생각한다.

---

46   이마이 가즈아키, 오카자키 요시히데, 《입으로 숨쉬지 마라》, 박재현 번역, 이상미디어, (2013), 61~63쪽

치매, 안구 건조증, 보청기까지 예방할 수 있다

예전에 드물었던 질환들이 증가하고 있다. 특히, 눈의 혹사는 상상 이상이다. 일찍부터 가까운 물체를 오래 보게 되어 근시가 기하급수적으로 늘었다. 책을 보고 컴퓨터 모니터도 본다. 좀 먼 거리에 있던 TV도 이젠 가까운 스마트폰으로 대체 중이다. 실내 생활을 주로 하면서 햇빛에 노출하는 시간이 줄었는데 이것도 근시의 중요한 원인으로 지목된다. 수렵채집을 하던 시기에는 근시가 없었다는 점을 생각해 볼 필요가 있다. 햇볕을 많이 쬐고, 먼 거리를 주로 보던 당시에는 눈의 피로도가 적었을 것이다.

위험에 노출되어 있던 수렵채집 시절에 넘어진다는 건 거의 죽음과 같았다. 균형을 잡는 데는 귀와 눈과 발바닥의 센서가 중요한 역할을 한다. 당시에는 맨발로 생활했기 때문에 발바닥의 센서 기능이 잘 발달해 있었다. 하지만 현대인은 상대적으로 발의 기능이 떨어져 있다. 특히 나이가 들면서 점점 더 균형 잡기 힘들어져 잘 넘어지고 그에 따라 낙상도 많아진다. 균형을 잘 잡으려면 눈, 귀, 발 세 가지가 다 같이 잘 작동해야 하는데 바닥을 읽는 발의 센서 기능이 떨어지면 상대적으로 눈에 의존을 많이 하게 된다. 전정기관인 귀는 걷거나 뛰어서 흔들릴 때 사용하게 되는데 현대인들은 수렵채집 시절보다 움직임이 많이 적어지고, 주로 차를 타고 이동한다. 차를 타면 흔들려서 전정기관은 그나마 사용되지만, 발의 역할은 대폭 줄어드니 상대적으로 눈을 더 이용하게 된다. 이래저래 눈이 피곤할 수밖에 없다.

이마 뒤에도 공기주머니가 있다. 이마앞엽(전두엽)이라는 부위 앞에 있는데 특히, 이 부위는 고도의 사고를 관장하는 곳이다. 감정과 스트레스를 촉매하는 편도체 등을 제어하는 기능을 하고 치매와 연관되어 있다. 오케스트라로 치면 지휘자 역할을 하는 곳이다. 이 공기주머니의 역할은 이마앞엽의 기능을 유지해 주는 것이다. 코로 바람이 들어가면 하루에 22,000번이나 숨을 쉬면서 전두엽에 최적 온도를 만들어 준다. 즉, 코호흡이 치매를 예방할 수 있다는 것이다.

코를 풀다 보면 귀가 먹먹할 때도 있다. 귀가 코를 통해 연결되어 있기 때문이다. 코로 숨을 쉬면 바람이 귀 안도 식혀 줘서 최적의 환경을 만들어 준다. 그렇다면 코로 숨을 쉬면 보청기를 점점 멀리할 수 있지 않을까. 각종 호르몬을 분비하는 뇌하수체 앞에도 공기주머니가 있다. 이 공기주머니로 바람이 들어가 열 발산이 잘 되면 본연의 기능이 회복되어 소변보러 가는 횟수가 줄어든다. 기하급수적으로 늘어난 눈의 열을 식히기 위해 눈의 위와 아래, 그리고 눈 사이에도 공기주머니가 있는데 깊숙이 있는 망막의 피로도를 줄여주는 역할을 한다.

해부학적 위치와 정확한 이름을 아는 건 독자에게 그렇게 중요하지 않다. 그보단 전체적인 윤곽을 아는 것이 더 중요하다. 이는 입에 테이프를 붙여서 효과를 본 환자들이 가르쳐 주는 정보를 통해 알게 된 사실이다. "그토록 해결 안 되던 불면증이 해결되었다"라고 말해 준 환자는 본인이 입에 테이프를 붙이고 잤기 때문에 혜택을 본 것이다. 대구 사투리로 '뭐시라꼬!'라는 말이 있다. '그게 뭐라고, 별것도 아닌 걸, 하면 되지'라는 뜻이다. 불면증이 해결된 환자는 테이프 붙이는 게 '뭐시라꼬' 그냥 실천해서 스스로 치유를 경험했다. 그런 환자들을 보면 치유하는 능력은 우리 내부에 있다는 생각이 든다. 다만, 모르고 있기에 먼저 안 사람으로서 알려 드리는 것뿐이다. 코로만 숨을 쉬는 것이 뇌 기능을 살려서 노화의 시계를 되돌리는 길이란 걸 잊지 말자.

입호흡은 아이들
키 성장에 악영향을 준다

척주옆굽음증(척주측만증)을 치료하러 오는 소아들을 잘 관찰하면 공통적인 특징이 보인다. 입이 벌어져 있고 뻐드렁이가 많으며 숨은 얕게 헐떡이듯이 쉬고 목의 근육들이 움직이는 것이 보인다. 거의 100% 입으로 호흡하고 상부흉식호흡을 하고 있다. 키도 좀 작다. 보호자에게 물어본다. "혹시 코가 자주 막히거나 비염 있습니까?", "코를 골거나 입 벌리고 자지는 않습니까?", "달리기 싫어하지요?" 그러면 하나 같이 "어떻게 아셨어요?" 한다.

거의 정확하다. 바로 성장해야 할 척추가 S자형으로 휘니까 당연히 키는 작고, 발가락 힘을 확인해 보면 특히 엄지발가락 한쪽이 약해져 있다. 발가락 힘이 세야 땅을 박차고 나갈 수 있어 달리기를 잘하는데, 발가락 힘이 약하니 한쪽으로 휘고 달리기를 못 한다. 못하면 자존심이 상해서 안 하려 하는 게 당연하다(이런 애들은 상대적으로 수영하기를 더 좋아한다).

호흡 리셋

수면 중에 분비되는 성장호르몬, 입 테이프로 지키자

요즘 아이들은 성장판이 일찍 닫힌다. 원인은 여러 가지다. 일찍부터 학원에 다니며 받는 스트레스가 많고 의자에 오래 앉아 있어 운동하는 시간이 적다. 상대적으로 수면 습관이 좋지 않아 늦게 자고 수면의 질도 떨어진다. 유전적이거나 환경적인 것 외에도 많은 원인이 있다. 결국 성장판이 너무 빨리 닫히면 키가 더 이상 자라지 않는다. 그래서 키가 다른 사람들보다 작으면 성장 클리닉에 가서 비싼 성장호르몬 주사를 맞는 경우를 볼 수 있다. 그나마도 성장판이 안 닫혀 있어야 성장호르몬 주사에 반응한다.

성장호르몬은 다른 곳에서도 일부 만들어지지만, 주로 뇌(뇌하수체)에서 만들어진다. 하루에 만들어지는 양의 70%는 수면 중에 이루어지는데 밤 10시부터 새벽 2시까지 제일 많이 분비된다고 알려져 있다. 특히 첫 번째 깊은 수면에서 최대로 분비되고 이후 점차 감소한다. 깊은 수면에 관계되는 멜라토닌도 저녁 10시부터 새벽 2시 사이 최고조에 이른다. 불빛이 없어지는 저녁에 분비가 증가하기 시작해서 한밤에 절정을 이룬다. 깊은 잠을 자기 위해서는 자기 전에 불빛 노출을 가능한 한 줄여야 한다. 자기 전까지 누워서 스마트폰을 보는 건 수면에도 나쁘고, 어깨 등 근골격계에도 해롭다.

아이의 코 고는 소리, 흐뭇해할 일이 아니다

아빠가 늦게 퇴근해서 자는 애들 방을 살펴본다. 평소 코를 안 골던 아이가 코까지 골며 새근새근 자는 모습을 보고 있자니 엄마가 옆에서 "낮에 신나게 축구하더니 코를 다 곤다"고 얘기한다. 부모는 '평소 운동도 안 하고 앉아만 있던 애가 많이 움직여서 피곤했나 보네'라며 흐뭇해하지만 이는 잘못된 생각이다. 코골이는 과열된 뇌가 '제발 좀 살려주세요'라며 보내는 신호다. 혈액만으로는 과열된 뇌를 식히지 못해 어떻게든 바람을 코로 불어넣어 선풍기 역할을 하려고 하는 거다. 코로 냄새를 잘 맡으려고 킁킁 빨아들이듯이 말이다.

코곁굴(부비동, 부비강)로 바람이 들어가야 더워진 공기가 빠져나와 시원해진다. 초기에는 입만 닫아 주면 된다. 입만 닫아 줘도 소리가 안 나고 코로 숨을 잘 쉬는데 이걸 모르고 그냥 두면 코골이가 심해진다. 과열된 뇌가 식지 못하면 기능이 떨어지고, 특히 성장호르몬 등 호르몬을 방출하는 부위 앞에 있는 나비굴(접형동)이란 공기주머니로 바람이 안 들어가 결국 키가 안 크는 것이다. 이런 문제는 입에 테이프만 붙여도 어느 정도 해결할 수 있다.

자세도 나빠지고 학습 능력도 떨어진다

입으로 숨을 쉬면 거북목이 되어 목이 앞으로 뻗는다.[47] 등은 굽어 있고 어깨뼈(견갑골)는 들려서 앞쪽으로 회전되어 있다. 혀는 아래

---

47   Okuro RT, Morcillo AM, Ribeiro MA, et al. Mouth breathing and forward head posture: effects on respiratory biomechanics and exercise capacity in children. J Bras Pneumol. 2011 Jul-Aug:37(4):471-9; Conti PB, Sakano E, Ribeiro MA, et al. Assessment of the body posture of mouth-breathing children and adolescents. J Pediatr (Rio J). 2011 Jul-Aug:87(4):357-63.

로 처져 있으며 목의 보조 호흡근들 - 목빗근(흉쇄유돌근), 목갈비근(사각근), 가슴근(흉근) - 의 잦은 사용과 비대가 보인다. 이는 호흡 기능이 떨어졌다는 증거다. 가로막(횡격막)의 사용이 감소하고 복부 근육 또한 사용 빈도가 줄어 긴장도가 떨어진다.[48] 상부흉식호흡의 악순환이 지속된다. 입호흡을 함으로써 어린 나이에도 성인의 구부정한 전형적인 모습이 일찍부터 나타나게 된다.

잠시 코를 고는 건 괜찮다고 생각하기 쉽다. 하지만, 아주 잠시라도 정상적인 건 아니다. 어린이가 잠잘 때 숨 쉬는 데 지장이 생기면 건강에 몹시 나쁜 영향을 줄 수 있다. 잠시 숨을 안 쉬든, 코를 골든, 단지 숨을 쉬려고 목을 약간 수축하든 간에 다 심각한 영향을 미친다. 수면 무호흡을 겪어 본 적이 없는 아이들이라도 단지 숨을 더 쉬려고 노력하는 것만으로 자율신경에 영향을 준다. 혈압이 올라가고 학습장애와 기분장애 등이 나타날 수 있다. 여기서 숨을 쉬려는 노력에는 쌕쌕거리며 숨을 쉬는 것도 포함된다.[49]

성장호르몬 주사를 맞든 안 맞든, 우리 몸의 성장호르몬이 잘 나와야 한다. 키가 크려면 깊은 수면이 필요한데 입호흡은 수면의 질을 떨어뜨린다. 제대로 자지 못해 성장호르몬이 잘 안 나오니 키가 안 크

---

48   Lima L, Barauna M, Sologurem M. et al. Postural alterations in children with mouth breathing assessed by computerized biophotogrammetry. J Appl Oral Sci. 2004 Sep;12(3):232-7.

49   Guilleminault C, Lee   JH. Does Benign 'Primary Snoring' Ever Exist in Children? Chest. 2004 Nov;126(5):1396-8.; Guilleminault C, Lee   JH, Chanet A. Pediatric Obstructive Sleep Apnea Syndrome. Arch Pediatr Adolesc Med. 2005 Aug;159(8):775-85.

고 결국 주사를 맞는 거다. 하지만 앞서 얘기한 입 테이프만 붙여도 수면의 질이 확 좋아진다. 입호흡은 호흡의 기능도 떨어뜨리고 자세에도 나쁜 영향을 끼친다. 왜소해 보이는 체형에, 피곤해 보이는 얼굴까지 더해지면 자신감도 떨어진다. 하루 종일 피곤하니 공부 또한 잘될 리 없다. 키만 손해 보는 게 아니다. 어릴 때부터 몸과 마음에 악영향을 많이 끼친다. 입만 다물게 하면 된다. 그러면 키도 크고 성적도 쑥쑥 올라갈 거다. 잔병치레도 이전보다 훨씬 줄어들게 된다.

호흡 리셋

올바른 호흡을 위해
혀는 항상 앞쪽 입천장에 두자

평소에 혀를 앞쪽 위 입천장에 두어야 한다. 영어 'L'을 발음할 때의 위치다. 혀를 잘못된 위치에 두면 입이 벌어지게 된다. 입이 벌어져 있으면 입과 코 중 어디로 숨을 쉴까? 당연히 입으로 숨을 쉬는 게 훨씬 편하니 코로 숨을 쉬지 않게 된다. 고속도로와 국도의 차이다. 그런데 코로 호흡하는 사람 중에도 혀가 아래쪽에 있는 경우가 많은데, 올바른 호흡을 위해서는 입을 벌리건 다물고 있건 혀는 앞쪽 위 입천장에 위치하도록 습관을 들여야 한다. 입을 닫아야 온전히 코로만 숨을 쉴 수 있다. 잠시도 입으로 숨을 들이마셔서는 안 된다.

잘못된 혀의 위치가 얼굴을 '말상'으로 만든다

성장기에 있는 어린이들에게는 혀의 위치가 특히 중요하다. 아주 작은 힘이라도 입술과 혀가 계속해서 미는 힘이 쌓이면 얼굴 모양이 변하기 때문이다. 입을 다문 상태에서 영어 'L' 발음 위치에 혀가 있으면 힘이 위로 작용한다. 혀의 4분의 3이 부드럽게 힘을 가하면 혀 모양이 'U'자처럼 휘어지고 위턱도 압력을 받아 같은 모양이 만들어진다. 혀가 아래쪽에 있으면 압력이 아래쪽으로 가서 입이 열려 입으로 호흡하게 된다. 위쪽으로 압력을 주지 않아 위턱이 넓은 'U'자 형태가 아닌 좁은 형태의 'V'자 형태가 된다. 구강이 넓어야 치아가 가지런히 배열된다. 반대로 구강이 좌우로 좁아지면 치아 공간도 좁아져 덧니가 생기고, 얼굴이 길어진다.

혀를 어디에 두느냐에 따라 턱의 위치도 영향을 받는다. 혀를 바른 위치에 두면 앞쪽으로도 압력을 줘 턱이 이상적인 위치에 자리 잡는다. 영어 'L' 발음 위치의 혀는 코호흡을 유도하는 효과도 있다. 혀가 아래쪽에 있어 턱이 앞쪽으로 자라지 못하면 상대적으로 턱이 뒤로 밀린다. 그렇게 되면 기도로 내려가는 길이 좁아져서 숨 쉬는 데

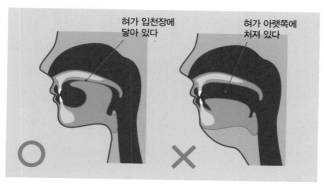

그림2-11 **올바른 혀의 위치** 왼쪽 그림과 같아야 바른 코호흡을 할 수 있다. 혀가 처져 있으면 입호흡을 유발한다.

호흡 리셋

불리하고 그 결과 코호흡을 더 못 하게 된다. 혀를 올바른 위치에 두는 것만으로도 턱이 앞쪽으로 튀어나오게 되고 광대뼈도 높아진다. 또 얼굴이 넓어지고, 기도가 커진다. 성장기의 어린이가 코호흡을 해야 하는 이유이다. 그래야 얼굴이 제대로 성장한다.

턱이 뒤로 밀려서 기도가 좁아지면 특히 수면에 지장을 준다. 잘 때 혀가 떨어져 기도를 막기 쉽고 코골이는 물론 수면무호흡까지 유발한다. 잠을 제대로 못 자니 성장에도 지장이 생기고, 피로감에 학업 수행 능력도 떨어진다. 이런 어린이들 가운데 많은 수가 주의력 결핍 장애나 과잉 행동장애로 잘못 진단된다. 따라서 5세 미만 아동의 구강호흡 여부를 검진하고 진단하는 것이 중요하다. 2010년 의학박사 요쉬 제퍼슨Yosh Jefferson이 보고한 내용에 따르면 입호흡을 조기에 치료하면 안면 및 치아 발달에 미치는 부정적인 영향과 이로 인한 의학적, 사회적 문제를 줄이거나 예방할 수 있다.[50]

혀의 위치만 잘 둬도 거북목을 방지한다

혀가 입천장에서 떨어져 아래로 내려가 있으면 입이 벌어지기 쉽고, 코로 숨쉬기 어려워진다. 또한 가로막(횡격막)을 사용한 깊은 호흡을 못 하게 되고, 대신 얕은 상부흉식호흡을 하게 될 가능성이 높아진다. 그 결과 호흡이 얕아지고 목 앞의 근육을 많이 사용하게 된다. 그

---

[50]   Jefferson Y. Mouth breathing: adverse effects on facial growth, health, academics and behaviour. General Dentist 2010 Jan-Feb:58(1):18-25.

렇게 되면 몸의 긴장도가 높아진다. 머리는 앞으로 향하고 가슴은 움츠러들어 더욱더 가로막(횡격막)을 사용하기 힘들어지는 악순환이 반복된다. 혀의 위치로 인해 거북목까지 변형이 올 수 있다. 여기에 걸어가면서도 스마트폰을 보는 현대인들의 잘못된 자세가 거북목을 더욱 조장한다. 입이 벌어진 상태에서의 거북목은 그야말로 최악이다. 호흡에도 그렇고, 목에 걸리는 하중 측면에서도 그렇다. 그런데 혀의 위치만 잘 두어도 이러한 문제는 해결된다.

잘 때도 깰 때도 코로만 숨을 쉬자. 입 테이프를 잘 활용하면 밤에는 코로만 숨을 쉴 수 있다. 그런데 낮에는 어떨까? 안타깝게도 거의 모든 사람이 입으로 숨을 쉰다. 말하거나 노래를 부를 때, 먹고 마실 때 모두 자기도 모르게 입호흡을 하고 있다. 단지 그렇다는 걸 모르고 있을 뿐이다. 필자도 흡연은 그냥 흡연이라고만 생각했지 입으로 숨을 쉬는 행위라고는 생각하지 못했다. 명백히 입으로 숨을 쉬는 것인데도 말이다. 지금 내가 입으로 숨을 쉬고 있다는 사실을 알아차리자. 밤은 물론 낮에도 입으로 호흡하면 안 된다.

호흡 리셋

〈말하면서 코로 숨 쉬는 방법을 연습하자〉

말을 많이 하면서 상담 등의 업무를 보는 직업군이 있다. 그런데 고객과 상담하다 보면 호흡에 신경 쓸 여유가 없다. 고객의 말을 듣고 대답하느라 정신이 없는데, 상담하면서 제대로 숨 쉬는 것을 어떻게 신경 쓸 수 있을까 하고 생각할 수 있다. 하지만, 업무시간 내내 말을 빠르게 하면서 입으로 호흡하는 것은 상상 이상으로 해롭다. 그러니 평소에 연습해야 한다. 말을 너무 이어가지 말고 자연스럽게 끊어서 이야기하면 된다. 말을 끊으면서 숨 쉴 템포를 찾자. 조금 여유 있게 또박또박 발음하는 연습이 도움이 된다.

숫자를 입으로 말하면서 세는 연습을 해 보라고 권한다. 1, 2, 3, 4, 5 말하고 코로 숨을 쉬고, 1, 2, 3, 4, 5 말하고 숨을 쉰다. 조금씩 익숙해지면 1, 2, 3, 4, 5, 6 말하고 숨을 쉬고, 1, 2, 3, 4, 5, 6 말하고 숨을 쉰다. 그 다음엔 1, 2, 3, 4, 5, 6, 7, 그다음엔 1, 2, 3, 4, 5, 6, 7, 8, 이런 식으로 계속 늘려나가는 거다. 말하고, 입을 닫고, 숨을 쉬면 된다. 연습할수록 숨을 참는 능력이 향상된다. 이렇게 평소 훈련을 하면 실전에서 도움이 된다.

이번에는 1, 2, 3, 4, 5 말하고 입을 닫지 않은 상태로 혀를 'L'을 발음하는 위치에 갖다 대자. 그러면 숨은 코로 쉬어질 거다. 조금씩 익숙해지면 숫자를 늘려가면서 말하고 'L' 발음 위치에 혀를 갖다 대고 숨을 쉬고 다시 말하고를 반복한다. 이렇게 연습하면 자연스럽게 코로 숨을 쉴 수 있다. 입이 열린 채로도 코로 숨을 쉴 수 있게 되는 거다.

필자 역시 천천히, 그리고 짧게 끊어 말하며 중간중간 숨을 쉴 수 있도록 말하는 습관으로 바꾸었다. 이전에는 퇴근 후에는 녹초가 돼서 아무것도 못 했는데 지금은 많은 얘기를 했음에도 거의 피곤하지 않다. 그만큼 자신도 모르는 사이에 입으로 숨을 많이 쉬고 있었던 거다.

응급상황일 때를 빼고는 낮이건 밤이건 입으로 숨 쉬는 건 절대로 안 된다. 그래서 평소 혀의 위치가 중요하다. 'ㄴ' 발음하는 위치에 혀를 갖다 대고 입술은 지긋이 닫자. 이때 주의해야 할 것은 치아도 닫아야 한다. 입만 다물고 치아가 벌어져 있으면 입으로 호흡하게 된다. 물론 치아를 꽉 깨무는 습관은 치아에 나쁜 영향을 주니 주의가 필요하다. 입을 벌리고 있을 때도 코로 숨을 쉬는 연습을 하자. 입을 닫거나 혀를 'ㄴ' 발음 위치에 갖다 대면 코로 숨을 쉬게 될 거다. 실전에서 써먹을 수 있도록 꼭 평상시에 연습하자.

입호흡을 고치기 위해
뮤잉운동을 하자

뮤잉운동은 혀를 제자리에 위치시켜서 힘을 주는 운동이다. 혀도 근육이기 때문에 쓰지 않으면 약해진다. 입안에 스테이크 한 덩이가 있다고 생각해 보자. 혀 크기라면 대략 150g쯤 된다. 근육의 기능이 떨어지면 혀의 무게로 인해 아래턱에 하중이 걸려 내려간다. 입이 벌어지니 당연히 입으로 호흡하게 될 거다. 그래서 뮤잉운동을 해야 한다. '은' 소리를 내면 혀 전체가 입천장에 붙을 것이다. 침을 삼켜도 혀뿌리가 입천장에 붙는다. 간단하게 설명하자면 뮤잉운동은 혀를 넓게 펴서 입천장을 받쳐 주는 운동이다.

이 운동은 영국의 치과의사 존 뮤John Mew와 아들 마이크 뮤Mike Mew에 의해 만들어졌다. 입천장 쪽으로 지속적인 힘을 가하면 혀가 튼튼해진다. 압력을 받은 뼈가 위쪽으로 성장하면서 입의 공간이 넓어지고 앞으로 구부러진 거북목 자세도 개선된다. 안면 부정교합 등의 턱 질환을 치료할 수도 있다. 다만 많은 치료 사례를 제시하고 있음에도 치의학계에서는 별로 인정하지 않는 분위기다. 근육의 기능이 좋아지긴 하나, 외형까지 변한다는 것은 근거가 없다는 것이다. 과도한 힘을 가했을 때는 턱관절 자체가 안 좋아지고, 안면 통증까지 생기는 부작용도 있다고 한다.

그런데도 필자가 혀 운동을 중요시하는 이유는 혀와 주변 근육을 사용해서 입을 막을 수 있고, 기도를 넓힐 수 있기 때문이다. 혀 근육이 약해지면 자는 동안 중력 때문에 혀가 기도로 밀려 수면 무호흡을 일으킨다. 동양인은 기도 지름이 서양인보다 작다. 기온이 찬 지역에 사는 유럽인들은 코가 좁고 길다. 이들은 코를 높게 만들어서 공기와 닿는 면적을 넓히고, 그 결과 공기 온도를 더 잘 높이는 방향으로 진화했다. 그래서 얼굴이 길어졌다. 반면, 온대에 속하는 지역의 아시아인들은 코가 길지 않고 얼굴이 넓어지는 방향으로 적응했다. 이런 차이로 동양인은 기도가 옆으로 퍼지면서 앞뒤 지름이 짧아졌다. 잘 막히는 구조로 변한 것이다. 이것이 마른 여자라도 폐경이 지나면 코골이가 심해지는 이유다.[51]

나이가 들어가면서 뼈의 밀도가 감소하는 것은 자연스러운 노화 과정이다. 근육도 빠지는데, 뼈라고 다를 것인가. 특히, 여자는 폐경 이후 급격히 감소한다. 60세에는 뼈의 부피가 거의 3분의 1이나 줄고

---

51   황청풍, 《코골이 수면무호흡 수술 안 하고 해결하기》, 아마존북스, (2020), 70~72쪽

80세가 되면 15세 어린이의 뼈 정도밖에 되지 않는다.[52] 그 정도는 얼굴에 아주 뚜렷하게 나타난다.[53] 피부가 처지고, 눈 주위가 들어가는 것이다. 뼈 면적이 작아지니 붙어 있을 곳이 적어지고 아래로 처지게 되는데 기도 위쪽 뼈까지 빠지면 목젖과 그 주변에 붙어 있는 조직들이 늘어나면서 기도를 막기 쉽다.[54] 이렇게 뼈가 감소하는 노화 과정이 수면 무호흡을 더 악화시키는 요인일 수 있다.

그런데 공간이 넓으면 혀나 목젖 등이 늘어나 있어도 공기의 흐름이 좋을 수 있다. 즉, 입을 크게 하면 기도로 공기가 잘 들어갈 수 있다. 이렇게 되려면 뼈가 커져야 하는데, 가능할까? 머리에 손을 얹고 아주 집중해서 느껴 보면 머리가 팽창하고 수축하는 게 느껴질 것이다. 안 느껴져도 상관없다. 전문가들이 이런 걸 치료에 응용하는데, 두개천골요법이라고 한다. 머리뼈는 한 개가 아니라 여러 개의 뼈가 톱니 자국처럼 생긴 선을 따라 끼워져 있다. 이 선은 평생 지속해서 확산한다. 이러한 유연성 덕분에 성인의 머리뼈는 유아기 때와 비교

52 "Anatomy & Physiology," Open Stax, Rice University (June 19, 2013), https://openstax.org/books/anatomy-and-physiology/pages/6-6-exercise-nutrition-hormones-and-bone-tissue.

53 "Our Face Bones Change Shape As We Age," Live Science (May 30, 2013), https://www.livescience.com/35332-face-bones-aging-110104.html.

54 Shah Y. "Why You Snore More As You Get Older and What You Can Do About It," The Huffington Post, (June 7, 2015), https://www.huffpost.com/entry/how-to-stop-snoring_n_7687906

하면 약 2배 커진다.[55] 이 선을 머리봉합^{Cranial Suture}이라고 한다. 머리봉합에는 여러 역할이 있지만, 우리의 관심은 그 안에서 만들어지는 줄기세포다.

줄기세포는 신체에서 필요로 하는 조직이나 뼈를 만들 수 있는 무한 능력을 가진 세포다. 이 줄기세포 덕분에 새로운 뼈가 자라 입 안이 커지고 얼굴이 커질 수 있다. 얼굴뼈 중에 특히 위턱뼈(상악골)는 막뼈^{Membrane Bone}로 이루어져 변형이 잘된다. 따라서 나이를 먹어도 위턱뼈는 더 촘촘하게 커지고, 더 늘어날 수 있다. 68~72세까지는 누구에게나 일어날 수 있는 일이라고 하니[56] 놀랄 일이 아닌가? 그러니 이제 우리에게 필요한 건 줄기세포에게 신호를 보내는 일이다. 간단하다. 씹는 행위가 줄기세포를 만들도록 자극하기 때문이다. 씹는 행위만으로도 얼굴에 위턱뼈가 만들어진다고 한다. 하지만 현대인은 부드러운 음식을 먹는 식생활에 익숙해 있으니 제대로 씹는 습관을 들이는 것이 중요하다. 제대로 씹기만 해도 위턱뼈의 확대와 편한 호흡이라는 두 마리 토끼를 잡을 수 있다.

오래 씹는 식사 습관을 들이자. 식사 시간 외에 무설탕 껌으로 씹는 연습을 할 수도 있다. 필자는 껌 없이 그냥 근육만으로 씹는 연습을 한다. 다만 연습할 때 외에 이를 꽉 물고 있는 습관은 턱관절에 장

---

55 Jing D, Chen Z, Men Y, et al. Response of Gli1+ Suture Stem Cells to Mechanical Force Upon Suture Expansion. J Bone Miner Res. 2022 Jul;37(7):1307-1320.

56 Six-Foot Tiger, Three-Foot Cage: Take Charge of Your Health by Taking Charge of Your Mouth, Crescendo Publishing LLC, Dr. Felix Liao, DDS (Author)

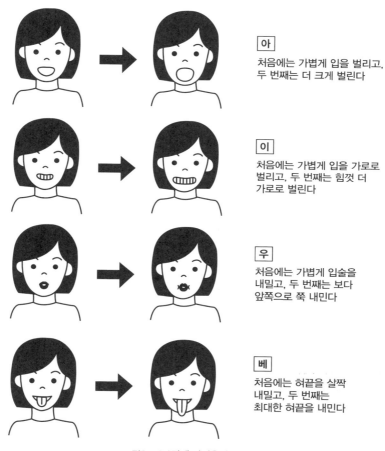

아
처음에는 가볍게 입을 벌리고, 두 번째는 더 크게 벌린다

이
처음에는 가볍게 입을 가로로 벌리고, 두 번째는 힘껏 더 가로로 벌린다

우
처음에는 가볍게 입술을 내밀고, 두 번째는 보다 앞쪽으로 쭉 내민다

베
처음에는 혀끝을 살짝 내밀고, 두 번째는 최대한 혀끝을 내민다

그림2-12 2단계 아이우베 입체조

애를 가져올 수 있으므로 주의해야 한다. 수면 중에도 이를 꽉 깨물고 자는 경우가 있는데 심할 경우 치아에 금이 가기도 한다. 근육은 평소에는 힘이 없고 부드럽게 있다가, 필요할 때만 힘을 쓸 수 있어야 한

다. 평소에 혀는 'L' 발음하는 위치에 두고, 치아는 살짝 붙인 상태에서 입술에 힘을 빼고 가만히 닫고 있으면 된다. 음식을 씹을 때만 근육 운동을 하면 된다.

마지막으로 쉽게 입 주위 근육을 단련시키는 입 체조를 매일 하자. 입을 닫으려면 씹는 근육뿐 아니라 입술을 오므리는 근육도 튼튼해야 한다. 이를 위해 '아이우베 체조'를 권한다. 일본의 저명한 의사 이마이 가즈아키가 만든 체조다. 이 체조를 통해 입 주위의 근육과 혀를 재빨리 내미는 근육을 강하게 할 수 있다. 근육 펌프작용이 좋아져 타액 분비가 많아진다. 입 주변 근육 운동은 '아이우'라고 발음하면서 입 모양을 바꿔주면 된다. 혀를 빠르게 내미는 근육 운동은 '베'라고 발음하며 혀를 뻗는 방식으로 이루어진다. 턱에 질환이 있는 사람과 턱을 벌릴 때 아픈 이들은 횟수를 줄이든지, '이~', '우~'만 연습하도록 하자. '이~', '우~'는 입을 벌리지 않아 턱관절에 부담이 되지 않는다.[57] 몇 번 해야 한다는 기준은 없으니 무리 되지 않는 범위에서 연습해 보자. 부가적으로 타액 분비량이 증가하면 면역력이 좋아져서 여러 질병의 예방에도 도움이 된다.

입호흡을 예방하기 위한 실천적 방법

앞서 계속 강조해 온 입호흡 예방을 위한 실천적 방법을 정리해

---

57   아이다 요시테루, 《치과의사는 입만 진료하지 않는다》, 유난영, 김신혜 번역, 정다와, (2016), 137~138쪽

보겠다.

첫째, 잘 때는 무조건 입에 테이프를 붙이고 잔다. 아침까지 테이프가 붙어 있어도 계속 붙여야 한다. 잠에서 깰 무렵에는 입을 다물고 있어도 자는 동안 나도 모르게 입을 벌렸다 닫았다 하기 때문이다. 수면 중에 입을 벌리는 것을 테이프가 막아 준다. 환자들은 아침까지 테이프가 붙어 있으면 더 이상 안 붙이려 하는데 절대로 안 된다. 숨은 잠시라도 입으로 쉬어서는 안 된다.[58]

둘째, 평소에 입을 닫고 지낸다. 혀는 'L' 발음하는 위치에 항상 두고 뮤잉운동을 생각나는 대로 수시로 시행한다. 뮤잉운동은 쉽게 말해서, 침을 삼키는 운동이다. 단, 바른 자세에서 시행해야 한다. 그래야 부작용이 안 생긴다. 아침, 점심, 저녁으로 '아이우베 체조'를 하고 식사 중에는 씹기에 집중한다. 생각나는 대로 씹기 운동을 하고 하루에 한 번은 목과 얼굴을 마사지해서 근육을 이완시키자.

위의 방법이 익숙해져서 코호흡이 생활의 일부가 되면 필자가 하는 호흡 운동을 시도해 보는 것도 좋다. 숨 쉬는 걸 이용해 뮤잉운동과 케겔운동을 같이 하는 건데, 일명 '뮤켈운동'이라고 한다. 케겔운동은 항문에 힘을 주는 것으로 대소변 기능을 향상한다. 항문에 힘을 주면 입에도 이상하게 힘이 들어가고 힘을 풀면 입술도 풀리는 느낌이

---

58   이우정, 《나는 당신이 오직 코로 숨 쉬기 바란다》, 미다스북스(리틀미다스), (2019), 159~161쪽

든다. 그런 느낌이 드는지 지금 한번 해 보자.

뮤켈운동을 하는 방법은 다음과 같다. 바른 자세에서 가로막(횡격막)을 이용해서 숨을 내쉰다. 마지막 들이마시기 직전에 항문을 조이면서 동시에 침을 삼킨다. 이제 천천히 숨을 들이마신다. 한번 호흡 후 반복하면 된다. 다시 숨을 천천히 정성껏 내쉰다. 항문 쪼이기와 침 삼키는 동작을 동시에 하고 반복해서 숨을 쉰다.

평소 필자가 자주 가는 대구의 맛집 '달팽이 식당' 사장님 덕분에 이 호흡 운동이 완성되었다. 사장님하고 호흡에 관해 얘기할 기회가 있었다. 사장님은 태극권을 오래 해서 호흡에도 조예가 깊은데, 태극권을 가르치다 어느 날 숨을 들이쉬고 마지막에 침을 꼴깍 삼켰을 때 훨씬 힘이 잘 들어가는 것을 느꼈다고 했다. 아, 하! 바로 이거다. 침 삼키기. 'L'이나 '은' 발음보다 침을 삼키는 동작이 훨씬 더 이해하기 쉬운 뮤잉운동이다. 사장님께 다시 한번 감사드린다. 덕분에 환자들에게 쉽게 설명해 왔고 필자 또한 뮤켈운동을 훨씬 수월하게 실천할 수 있었다.

콧구멍이 두 개인 것은
생존을 위한 진화의 결과

우리 몸에는 쌍으로 두 개 있는 것과 하나만 있는 것이 있다. 다 이유가 있을 것이다. 지니(DNA)는 생존과 번식만 생각하며 진화해 왔기 때문이다. 이런 이유로 맹장 수술이라고 알려진 충양돌기 절제술도 예방적으로 해서는 안 된다고 주장하는 학자들이 있다.[59] 마취통증의학과 의사로서, 필자는 산모가 원할 경우 제왕절개 수술을 하면서 동시에 충양돌기를 제거하는 것을 종종 보았다. 하지만 충양돌기도 존재하는 이유가 있다. 충양돌기는 우리 몸이 설사 등으로 장내 환경이 좋지 않을 때 세균들의 피난처를 제공한다. 콧구멍이 두 개인 것도 이유가 있을 것이다. 코의 기능은 숨을 쉬는 것과 냄새 맡는 것이다. 당연히 생존에는 콧구멍이 하나보다 두 개가 유리하다.

누구나 감기에 걸려 코가 막힌 경험이 있을 것이다. 잘 때 오른쪽

---

59   롭 던, 《야생의 몸 벌거벗은 인간》, 김정은 번역, 열린과학, (2012), 146쪽

콧구멍이 막혀서 왼쪽으로 돌아누우면 다시 왼쪽이 막혀 불편한 경험 또한 있을 것이다. 중력 때문에 혈관에 피가 쏠려서 부으면 그쪽 콧구멍이 막히는 것이다. 코안에는 성기와 같은 발기 조직이 있어 혈관이 풍부하게 배치돼 있다. 코선반(비갑개)은 점막으로 뒤덮인 주름으로 상, 중, 하 세 개로 구성돼 있다. 차고 건조한 공기가 들어오면 이 주름은 순식간에 팽창되어 표면적이 넓어진다. 공기와 닿는 면이 넓어져 더 빠르게 공기를 데울 수 있다. 반면, 점막이 계속 부풀어 오르면 공기 통로가 좁아져 공기 흐름이 나빠진다.

이때 콧구멍이 하나라면 진퇴양난에 빠지게 된다. 차고 건조한 공기가 폐로 바로 들어가면 직접적인 손상을 주는데 그렇다고 따뜻하고 촉촉한 공기를 만들려고 하면 숨쉬기가 곤란해진다. 이것이 바로 콧구멍이 두 개인 이유다. 한쪽이 열심히 일을 해서 지치면, 쉬고 있던

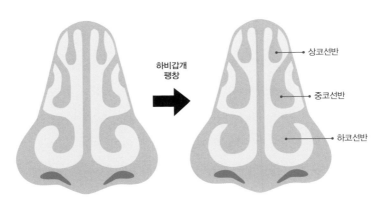

하비갑개 팽창

상코선반

중코선반

하코선반

그림2-13 하비갑개 팽창 전후 비교 점막으로 뒤덮인 코선반은 상, 중, 하 세 개로 구성되어 있다.

호흡 리셋

다른 쪽이 이어받아 일하는 것이다. 쉬는 동안 점막은 점차 가라앉는다. 24시간 숨 쉬는 것을 유지하기에 아주 효율적인 방식이다. 극한 상황(춥고, 더울 때)에서만 나타나는 현상이 아니다. 감기와 같은 특별한 상황뿐만 아니라 평소 숨 쉴 때도 나타난다.

콧구멍을 한쪽만 막고 숨을 쉬어 보고, 그다음엔 반대쪽을 막고 숨을 쉬어 보라. 한쪽은 조금 더 잘 쉬어지고 다른 한쪽은 좀 더 막혀 저항이 느껴질 것이다. 이런 현상을 비강주기Nasal Cycle라고 부른다. 비강주기는 효율적으로 에너지를 절약하기 위한 것으로 1895년 리하르트 카이저Richard Kayser라는 독일 의사에 의해 알려졌다. 모든 사람에게 다 나타나지는 않고 80%에서 나타난다. 각 콧구멍은 1~7시간 동안 교대로 열리고 닫히는데 이를 지니(자율신경의 중추, 시상하부)가 조절하고 있다. 이런 주기가 생기는 명확한 이유는 잘 모르지만 면역에 중요한 역할을 할 것으로 추측한다. 점막층은 외부 오염물질을 방어하는 최전선 역할을 맡고 있다. 주기적으로 점막이 팽창과 수축을 하면 혈액 속의 혈장 물질이 빠져나오기 쉽다. 혈장에는 각종 면역 물질이 있어 호흡기 방어에 중요하다.[60]

후각은 생존에 없어서는 안 될 감각이다. 냄새를 맡는 것은 공기 중에 있는 물질을 구분하는 일이다. 이때도 콧구멍이 하나보다 두 개

---

60   Eccles R. A role for the nasal cycle in respiratory defence. Eur Respir J. 1996 Feb:9(2):371-6.

일 때 더 효율적이다. 공기 중의 부유물질이 코로 들어와서 후각세포에 닿아야 냄새를 느낄 수 있는데 후각세포는 코안 위쪽에 깊숙이 자리 잡고 있다. 우리의 코는 들어가는 콧구멍 입구는 크지만, 안으로 들어갈수록 좁아지는 구조로 되어 있다. 강한 냄새는 입자가 많아 위쪽까지 잘 가기 때문에 그냥 맡을 수 있지만 냄새가 강하지 않으면 위쪽까지 잘 도달하지 못하기 때문에 냄새를 맡기 위해 킁킁 공기를 세게 빨아들여야 한다. 콧구멍 중간은 움푹 들어가면서 좁아져 속도가 빨라지고 압력도 세진다. 그 덕에 냄새 입자가 더 깊숙이 후각세포가 있는 곳까지 빨려 들어간다.

코 안쪽에는 비중격이라는 막이 단단하게 버티며 공간을 좌우로 나누고 있고, 콧구멍 바깥은 부드러운 연골로 되어 있다. 공기를 세게 빨아 당기면 부드러운 콧구멍이 단단한 비중격 쪽으로 당겨지면서 좁아진다. 콧구멍이 하나라면 지지하는 조직이 없어 좁아지기 힘들다. 위험한 냄새를 맡는 건 생존에 필수적이기 때문에 약한 냄새라도 잘 맡을 수 있게 진화한 것이다. 또 점막 표면적을 늘리면 이물질 방어에 효율적이다. 그래서 콧구멍을 두 개로 나누어 표면적을 늘렸다.

이제 콧구멍이 두 개인 이유가 설명되었다. 숨 쉬는 데 효율적으로 에너지를 절약할 수 있으며 세균감염 등 면역 기능에 더 효과적이다. 냄새도 더 잘 구분할 수 있게 되었다. 그런데 이런 기능을 현대인들은 잘 사용하지 못한다. 습관이 되어 버린 구강호흡 때문이다. 그러니 평소에도 입을 다물고 있는 습관을 들이자. 숨 쉬는 기관으로서 코의 중요성과 위험 감지라는 후각의 중요성을 다시 한번 자각하자.

〈마음을 다스리는 코 호흡법〉

평상시 콧구멍을 조절해가며 숨을 쉴 수는 없겠지만, 어느 쪽 콧구멍으로 호흡하냐에 따라 몸에 미치는 영향이 다르다.

왼쪽 코를 사용해서 호흡하면 마음이 차분해진다. 긴장되거나 스트레스를 받으면 교감신경이 항진된다. 혈관이 수축하고, 아드레날린계 호르몬이 증가해서 '투쟁－도피 반응'이 나타난다. 질주 본능의 가속장치(액셀러레이터)가 작동되는 것이다. 그럴 때 왼쪽 코를 사용하면 제동(브레이크) 역할을 하는 부교감신경이 항진된다. 긴장과 스트레스 해소에 도움이 되고 재생과 이완과 휴식의 과정으로 진입한다. 우뇌가 활성화되고 특히, 이마앞엽(전전두엽)에 혈류가 증가해 불안을 초래하는 편도체 부위를 가라앉힐 수 있다.

반대로 오른쪽 코를 사용해서 호흡하면 활기차게 된다. 몸이 나른하고 축 처져 있을 때는 정신을 차리기 위해 오른쪽 코를 사용하자. 좌뇌가 활성화되고, 마찬가지로 이마앞엽에 혈류가 증가한다. 이때는 논리적 사고와 언어 구사가 더 효율적으로 이루어진다. 단, 심장질환이 있는 환자는 오른쪽 코로 숨쉬기는 금기다.

일상적인 호흡은 당연히 가로막호흡이다. 가로막호흡은 코로 하는 깊은 호흡으로, 한 번에 1.5L 페트 한 병을 마시는 양이다. 상부흉식호흡과 3배 정도 차이가 난다. 가로막호흡을 할 때는 아랫배까지 깊숙이 천천히 숨을 쉬게 되고, 이때 가로막이 움직인다. 숨을 쉬면서 올바른 자세를 유지하는 데 이 가로막의 역할이 매우 중요하다.

가로막으로 숨을 쉬면 혈액과 림프의 순환이 좋아진다. 원리는 간단하다. 가로막이 수축해서 가슴우리에 음압이 걸리면 진공청소기처럼 공기, 혈액과 림프액을 빨아 당기고, 반대로 양압이 걸리면 밀어내는 원리다. 숨을 들이쉬면 가로막이 복강 쪽으로 쑥 내려가서 가슴우리에 음압이 걸린다. 음압은 공기와 혈액, 림프액을 끌어당겨서 폐와 심장에 혈액이 가득 차게 만든다. 반대로 복강에는 압력이 증가해서 혈관을 짜 준다. 이렇게 밀어낸 혈액을 폐와 심장 쪽으로 보내는 거다. 반대로 숨을 내쉴 때는 가슴우리 안의 압력이 높아져서 폐와 심장에 있는 피를 온몸으로 내보낸다. 이때 배 안의 압력은 낮아지면서 혈액순환이 더 잘 된다.

3장

가로막호흡을
해야 하는
이유와 단련법

호흡만 바꿔도
척추가 바로 선다

상부흉식호흡은 특수한 상황에서만 사용하는 호흡이다. 변화무쌍하게 살아가는 현대인은 항상 긴장하고 살기 때문에 안정적인 호흡을 하기 힘들다. 특히 스트레스를 많이 받는 어른들은 아이들보다 이런 방식으로 숨을 더 많이 쉬고, 중년여성들이 남성들보다 더 자주 이런 호흡을 하는 경향이 있다. 성격상 완벽함을 추구하는 여성에게 특히 더 잘 나타나는데 이런 여성들은 호흡이 빠르다는 특징을 가지고 있다. 거기에 더해 보정속옷이나 몸에 꽉 쪼이는 옷은 배를 눌러 가로막(횡격막)을 이용한 호흡을 못 하게 막는다.

자신이 이렇게 숨을 쉬고 있다는 것을 스스로는 알아차리기는 힘들지만, 관찰하면 아주 쉽게 보인다. 예전에 했던 국민체조의 마지막 순서 '숨쉬기 운동'을 생각해 보자. 배가 안으로 들어가면서 가슴이 활짝 펴진다. 목 옆에 근육이 움직이는 게 보인다. 대부분의 사람들이 평상시에 이런 호흡을 얕고 빠르게 하고 있다. 가만히 보고 있으면 보인다. 어릴 때는 자연스럽게 했던 제대로 된 가로막호흡을 잊어버린 이유는 무엇일까?

잘못된 호흡을 야기하는 다양한 요인

여러 요인이 있겠으나 문화적인 요인도 크다고 생각한다. 잘록한 허리는 대부분 여성의 로망이다. 코르셋 같은 보정 속옷은 허리를 날씬하게 해 주므로 많은 사람들이 입는다. 패션의 변화도 한몫한다. 지금은 누구나 청바지를 입고 다니지만, 이전에는 청바지보다 넉넉해서 허리띠나 멜빵이 필요한 하의를 많이 입었다. 가로막을 이용하려면 배가 늘어날 수 있어야 하는데 보정 속옷이나 청바지는 다 배를 꽉 쪼이는 기능이 있다. 젊은 층에서는 초콜릿 복근 만들기와 보디 프로필사진 찍기가 유행이지만 복근도 배를 단단하게 만드는 건 마찬가지다. 말랑말랑하게 부드러워야 하는 배가 빨래판처럼 딱딱하니 말이다. 이런 것들이 모두 배가 들어갔다 나왔다가 하는 가로막호흡을 힘들게 하는 요인이다. 당연히 가슴으로 숨 쉴 수밖에 없는 것이다.

자세도 큰 영향을 미친다. 진료받으러 온 환자에게 필자가 자주 시키는 게 있다. 앉은 자세에서 우선 배를 이용해 호흡해 보라고 한다. 배가 가장 잘 움직여지는 자세가 바른 자세다. 상체를 앞으로 너무 숙여도 잘 안되고, 다리를 쭉 뻗고 뒤로 눕듯이 앉아도 배가 잘 안움직인다. 두 자세 모두 배에 압력이 걸려서 배를 움직이기 힘든 거다. 등이 굽어 있어도 마찬가지다. 복강에 압력이 높아지는 상황이면

다 가로막(횡격막)을 이용하기 힘들다.

임신도 호흡에 있어 불리하게 작용한다. 임신하면 아기가 커가면서 자궁이 배를 밀어 배가 불러오고, 복강에 압력이 높아져 가로막이 아래로 움직이기 힘들다. 호르몬의 영향도 받는다. 호흡 횟수를 증가시키는 프로게스테론이 분비돼 임신 기간 동안 어쩔 수 없이 상부흉식호흡을 하게 된다. 호흡이 얕아지고 빨라지는 과호흡 양상이 되는데 이게 습관이 되면 해산 후에도 원래대로 돌아가기 힘들다.

재미있는 연구가 있다. 문자에 익숙한 12명의 대학생을 대상으로 한 실험이다. 어깨, 손, 가슴, 배에 장치를 부착해서 문자 수신과 발신 후 각각 1분, 2분 후의 상태를 관찰했는데 83%의 학생들이 문자를 전송할 때 손과 목에 통증을 호소했다. 문자를 받을 때는 숨을 멈출 뿐 아니라 심장박동과 호흡수도 빨라졌고 교감신경도 항진됐다. 그런데 이런 변화를 실험 참가자들은 전혀 느끼지 못했다.[61] 얕은 호흡과 핸드폰을 들고 구부정하게 문자를 보내는 행위는 자신도 모르는 사이에 근육통을 일으킨다. 그러나 근무할 때는 물론 출퇴근길에도 걸어가면서 핸드폰을 들고 열중하는 사람들을 자주 목격한다. 문화인지, 습관이 된 건지, 이제는 그런 일들이 일상이 되어 버렸다.

61 Lin IM, Peper E, Psychophysiological patterns during cell phone text messaging: a preliminary study. Appl Psychophysiol Biofeedback 2009 Mar;34(1):53-7.

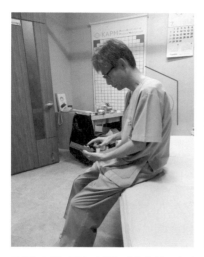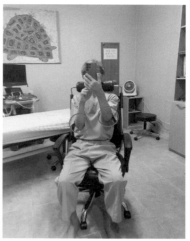

그림3-1 핸드폰이 이처럼 아래에 있으면 거북목이 된다. 머리를 아래로 많이 숙이면(60°) 목에 27kg 정도의 하중이 가해지는데, 쌓이면 목에 탈이 날 수밖에 없다.

그림3-2 핸드폰을 눈높이에서 보자. 기댈 데가 있으면 머리를 기대도록 한다. 사진처럼 의자 뒤 지지대에 머리를 대면 자연스럽게 눈높이가 된다. 팔은 몸통에 붙여야 안정적이다.

가로막은 제2의 심장, 단련이 필요하다

가로막으로 숨을 쉬면 혈액과 림프의 순환이 좋아진다. 원리는 간단하다. 가로막이 수축해서 가슴우리(흉곽)에 음압이 걸리면 진공청소기처럼 공기, 혈액과 림프액을 빨아 당기고, 반대로 양압이 걸리면 밀어내는 원리다. 숨을 들이쉬면 가로막이 복강 쪽으로 쭉 내려가서 가슴우리에 음압이 걸린다. 음압은 공기와 혈액, 림프액을 끌어당겨서 폐와 심장에 혈액이 가득 차게 만든다. 반대로 복강에는 압력이 증가해서 혈관을 짜 준다. 이렇게 밀어낸 혈액을 폐와 심장 쪽으로 보내는 거다. 반대로 숨을 내쉴 때는 가슴우리(흉곽) 안의 압력이 높아져서 폐와 심장에 있는 피를 온몸으로 내보낸다. 이때 배(복강) 안의 압력은 낮아지면서 혈액 순환이 더 잘 된다.

숨을 들이쉬면 교감신경이 항진되고 심장 박동수가 증가한다. 반대로 숨을 내쉬면 부교감신경이 항진되고 심장 박동수가 감소한다. 들이마실 때 들어온 많은 양의 혈액을 숨을 내쉬면서 전신에 내보내게 되는데 이때 높아진 심장 박동수가 그대로 유지된다면 동맥의 압력이 갑자기 높아질 수 있다. 다행히 숨을 내쉬면 심장 박동수가 줄어든다. 숨을 내쉴 때 피를 천천히, 많은 양을 내보내기 때문이다. 혈관의 손상 없이 말이다. 이 얼마나 신비로운 조화인지 감탄이 절로 나온다.

가로막(횡격막) 아래쪽에서도 신비한 일이 일어난다. 뱃속 장기들이 스스로 연동운동을 하는 데는 한계가 있다. 걷거나 뛰거나 하는 외부 움직임에 영향을 받는데 그중 호흡이 미치는 영향은 절대적이다. 숨을 들이쉬면 가로막이 내려가면서 복강에 압력이 증가하고 장기가 골반 아래쪽으로 내려가면서 눌린다. 소화 작용을 하기 힘든 상황이다. 또, 숨을 들이쉬면 교감신경이 항진돼서 소화 기능이 억제된다.

앞서 '자율신경의 전체적인 힘이 중요하다(42쪽)'에서도 설명한 적이 있는 내용이다. '투쟁-도피' 상황에서는 음식이 편안하게 소화되기가 어렵다. 반대로, 숨을 내쉬면 가로막이 올라가면서 복강 내 압력은 감소한다. 장기도 위로 올라가면서 소화 작용을 돕는다. 들숨 때와 반대로 날숨에서는 부교감신경이 항진돼 소화를 촉진한다.

인간의 정상 호흡 횟수는 1분에 10~14회다. 1분에 14회를 기준으로 하면 하루의 호흡 횟수는 2만 번 정도 된다(1분 14회×60분×24시간 =20,160번). 가로막은 올라갔다 내려갔다 2회 운동하므로 약 4만 번 운동하는 것이다(20,160×2=40,320번). 1분에 14회가 마지막 정상 호흡 구간이지만, 이상적인 호흡을 위해서는 호흡을 깊이 천천히 해서 횟수를 줄여야 한다. 상부흉식호흡을 하면 가로막 사용이 거의 안 된다. 가로막이 찌그러져서 거의 안 펴진다고 보면 된다. 복식호흡[62]을 하는 경우에도 가로막호흡에 비해서 평균적으로 약 10%밖에 사용하지 못한다.

이것이 바로 현대에 심장질환이 많아진 이유다. 심장 혼자서는 혈액순환을 감당하기 힘들다. 지니(자율신경계)는 가로막을 사용하는 것을 전제로 설계되어 있다. 제대로 호흡하면 나머지 90%를 되찾을 수도 있다. 가로막도 근육이다. 연습을 통해서 강화하면 200~300%로 성능을 높일 수도 있다. 심혈관계 질환에는 제대로 된 호흡이 기초이자 해답이다.

이런 이유로 가로막을 '제2의 심장'이라고 부른다. 가슴우리 펌프

---

62 복식호흡: 숨을 내쉬고 들이마실 때 가슴은 움직임은 없고 배만 움직이는 호흡
    가로막(횡격막)호흡: 제대로 된 호흡으로 숨을 내쉬고 들이마실 때 아래 가슴과 배가 같이 움직이는 호흡

라고도 불리는데[63] 《호흡의 새로운 과학The New Science of Breathing》의 저자 스티븐 엘리엇Stephen Elliott이 만든 용어다. 가로막(횡격막)호흡을 율동적으로 하자. 세로토닌도 리듬이 있으면 더 왕성히 분비된다. 진동은 산화질소 또한 증가시킨다.

물론 숨을 항상 똑같은 방법으로 쉬어야 하는 건 아니다. 상황에 따라 달리 숨 쉬는 게 맞다. 응급 시에는 모든 호흡근을 동원해야 하므로 주로 상부흉식호흡을 하게 된다. 상부흉식호흡은 얕은 호흡으로 1회 호흡량이 500cc 생수병 하나 정도의 양이다. 급하니 입으로도 숨을 쉰다. 코로만 숨을 쉬기에는 역부족이기 때문이다. 100m를 전속력으로 달릴 때 전문 단거리 선수(숨을 참고 뛴다)가 아닌 이상 입을 벌리고 헐레벌떡 뛰는 것과 같다. 평소에 호흡 훈련이 되어 있지 않은 일반인의 경우, 코로만 숨을 쉬기에는 산소량이 부족할 수 있으므로 입으로 숨 쉬는 것은 일종의 비상 호흡이다. 하지만 위급한 상황이 지나면 코로 숨 쉬는 정상적인 호흡으로 돌아가야 한다.

일상적인 호흡은 당연히 가로막호흡이다. 가로막호흡은 깊은 호흡으로, 한 번에 1.5L 페트 한 병을 마시는 양이다. 상부흉식호흡과 3배 정도 차이가 난다. 가로막호흡을 할 때는 아랫배까지 깊숙이 천천히 숨을 쉬게 되고, 이때 가로막이 움직인다. 숨을 쉬면서 올바른 자

---

63   Stephen Elliot, "Diaphragm Mediates Action of Autonomic and Enteric Nervous Systems" BMED Reports, (Jan. 8, 2010), https://www.bmedreport.com/archives/8309

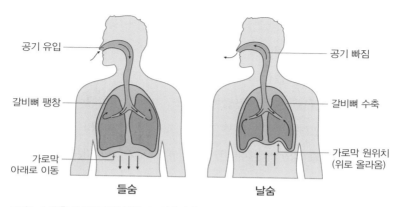

공기 유입

갈비뼈 팽창

가로막
아래로 이동

공기 빠짐

갈비뼈 수축

가로막 원위치
(위로 올라옴)

들숨

날숨

그림3-3 **호흡 시 가로막의 역할** 가로막은 숨을 들이마시는 동안 폐를 팽창시키기 위해 수축하여 공기를 끌어들인다. 또한 숨을 내쉬며 공기를 밀어낸다.

세를 유지하는 데 이 가로막의 역할이 매우 중요하다.

상부흉식호흡은 약한 목 근육을 사용하기 때문에 근육이 과긴장되고 머리도 앞으로 나온다. 거북목이 되고, 가슴은 움츠러들어 좁아지며, 등도 굽게 된다. 척추가 바른 모양이 아니므로 아래쪽 허리뼈도 이를 보상하기 위해 틀어지면서 안정감이 떨어진다. 그러면, 역으로 상부흉식호흡을 안 하면 안정성이 생길까? 가로막 아래 부분은 허리뼈 1번, 2번, 3번 앞쪽에 붙어 있다. 숨을 쉬면 붙어 있는 허리뼈에 자극을 준다. 가로막이 수축하면서 허리뼈를 잡아당기니 당연히 자세에 영향을 준다. 가로막호흡을 사용한 실제 두 연구 사례를 검토해 보자.

가로막(횡격막)을 튼튼하게 하면 어떤 장점이 있는가를 조사하기 위해 요통을 앓는 28명의 환자를 대상으로 가로막을 단련시키는 실험을 했다. 참가자들을 두 그룹으로 나누어 고강도 그룹은 최대 들숨의 60% 강도로 가로막을 단련시켰고, 저강도 그룹은 최대 들숨의 10%만으로 훈련했다. 그 결과 저강도 그룹은 가로막의 강화 효과도 요통의 개선도 없었다. 이에 반해 고강도 그룹은 가로막의 근력이 향상됐고 복강내압이 증가해 몸통이 안정되었으며 요통도 감소했다.[64] 이는 가로막을 이용해서 숨 쉬는 연습만 하더라도 요통을 개선할 수 있다는 증거다.

건강한 16명의 성인과 만성 요통이 있는 17명의 환자를 대상으로 가로막의 기능을 비교하는 실험도 진행됐다. 자기공명영상[MRI]을 사용하여 분석한 결과 요통이 있는 환자들은 가로막 기능이 떨어져 있었다. 호흡 속도가 빠르고, 깊이가 얕았다. 하지에 부하를 가하니 가로막의 조화로운 움직임이 크게 떨어졌으며 가로막의 운동범위가 좁아서 충분히 움직이지 못했다. 요통 환자들의 가로막 운동범위는 대조군의 2분의 1에서 3분의 1 정도로 작았다. 위 실험을 통해 가로막의 기능이 떨어지면 복강내압을 증가시키지 못한다는 것을 알 수 있다. 그렇게 되면 척추가 불안정해지고 몸통을 제대로 지탱하지 못해

---

64   Janssens L, McConnell AK, Pijnenburg M, et al. Inspiratory muscle training affects proprioceptive use and low back pain. Med Sci Sports Exerc. 2015 Jan;47(1):12-9.

서 허리 통증이 생길 수 있다.[65]

우리는 무거운 물건을 들 때 배에 힘을 준 다음에 든다. 복강의 압력을 증가시켜 몸통을 안정시키기 위해서다. 가로막이 수축하면 아래로 내려가면서 배 속의 장기들을 아래와 앞뒤로 밀어낸다. 이때 아래에 있는 골반저(골반바닥부위) 근육은 단순히 밀리기만 하는 것이 아니라, 보통은 20% 정도 더 강하게 힘을 주면서 그 압력을 견딘다. 물론, 평소에 가로막을 이용한 호흡을 하지 않으면 골반저 근육을 쓸 일이 없다. 그러면 약해져서 처음에는 잘 버티지 못한다. 약화를 방지하기 위해 틈틈이 항문 쪼이는 연습을 해서 골반저 근육을 사용해야 한다. 항문을 조이면 배 앞쪽의 여러 근육들(대표적으로 배가로근)과 등 뒤 척추 주변의 근육들도 함께 힘을 준다. 숨을 들이쉬고 참는 것만으로 우리의 몸통을 둘러싸고 있는 근육이 움직이는 것이다.

일반적으로 가로막의 상하운동은 평상시는 1.5cm, 깊이 들이쉴 때는 10cm까지 왔다 갔다 한다.[66] 2021년에 건강한 성인 410명 대상으로 가로막의 움직임을 측정한 논문을 살펴보자.

앉아서 측정한 평균값으로, 남자가 여자보다 가로막의 움직임이 조금 더 좋다. 깊은 호흡 시에는 9cm까지도 늘어날 수 있다. 즉, 장기

65   Vostatek P, Novák D, Rychnovský T, et al. Diaphragm postural function analysis using magnetic resonance imaging. PLoS One. 2013:8(3):e56724.

66   마쓰무라 조지, 《해부학의 기본》, 이영란 번역, 성안당, (2021), 118쪽

들을 더 아래 깊숙이 9cm까지 사타구니 쪽으로 내려보내는 것이다. 상당한 거리를 내려갔다 올라갔다 운동한다는 걸 알 수 있다. 이때 골반저 근육은 내려오는 장기에 맞서 버텨야 한다. 골반저 근육뿐 아니라 앞뒤 모든 근육도 버틴다. 이렇게 운동하고 버티면서 두루 튼튼해지는 것이다.

◆ **가로막 움직임 측정값**   단위: Cm

	여자	남자
안정 때 가로막 움직임	1.7±0.4(0.9~2.5)	1.9±0.5(0.9~2.8)
깊은 호흡 때 가로막 움직임	5.4±1.1(3.3~7.5)	6.6±1.3(4.1~9)

가로막(횡격막)의 두께도 증가한다.[67] 이와 관련해 12명의 건강한 피험자를 대상으로 한 실험을 소개한다. 4주간 호흡을 통한 가로막 근육훈련을 했는데 훈련 후 가로막 두께가 8~12% 증가했다. 최대 흡기 능력도 약 24.5% 향상됐으며 운동 후 흡기근 피로도는 약 10% 감소했다. 이는 훈련으로 가로막의 기능이 향상되어 호흡과 자세 유지에 도움이 된다는 것을 보여주는 결과다.[68] 다른 한 연구에서는 20명

---

[67] Boussuges A, Finance J, Chaumet G, et al. Diaphragmatic motion recorded by M-mode ultrasonography: limits of normality. ERJ Open Res. 2021 Mar 22;7(1):00714-2020

[68] Downey AE, Chenoweth LM, Townsend DK, et al. Effects of inspiratory muscle training on exercise responses in normoxia and hypoxia. Respir Physiol Neurobiol. 2007 May 14;156(2):137-46.

을 대상으로 8주간 들숨을 통한 가로막 근육훈련을 진행했다. 그 연구에서도 가로막의 두께를 증가시키고 폐 용량 등 호흡 기능과 운동 능력을 향상할 수 있음을 시사하는 결과가 나타났다.[69]

들숨 때 가슴과 배는 부푼 풍선처럼 빵빵해야 한다

가로막호흡은 우선 코로 하는 호흡이다. 입으로 숨을 쉬는 것은 만병의 근원이지만, 코로 숨을 들이쉬면 우리 몸은 이렇게 움직인다.

1. 가로막이 수축하면서 둥근 돔 형태의 근육이 아래로 내려오고 편평해진다.
2. 장기들이 따라 내려오면서 복강이 압력을 받아 배가 앞, 뒤, 아래로 부풀어 오른다.
3. 가슴안(흉강)에 음압이 걸리면서 폐가 팽창한다. 이때 아래쪽 갈비뼈가 살짝 들리면서 팽창하는데 옆으로, 앞뒤 쪽으로 다 팽창한다.
4. 허리 뒤쪽 옆구리 쪽에 있는 마지막 갈비뼈도 확장된다.
5. 사타구니 위쪽까지 뱃속 장기들이 밀려 내려와서 확장한다.
6. 앞가슴뼈(흉골)는 움직이지 않는다.

---

69 Enright SJ, Unnithan VB, Heward C, et al. Effect of high-intensity inspiratory muscle training on lung volumes, diaphragm thickness, and exercise capacity in subjects who are healthy. Phys Ther. 2006 Mar;86(3):345-54.

7. 목과 가슴에 있는 호흡 보조근은 움직이지 않는다.

8. 숨을 다 들이마시고 나면 저절로 숨을 내쉬게 된다. 다시 가로막(횡격막)이 돔 형태로 복원된다. 이는 당긴 고무줄을 놓으면 제자리로 가듯이 에너지가 들지 않는 반응이다.

9. 배가 들어가면서 폐에서 공기가 빠져나가기 시작한다. 가슴도 쪼그라들면서 다시 숨을 들이마실 준비를 한다. 바람이 찬 풍선에서 저절로 공기가 빠져나가는 원리다.

숨 쉴 때 가슴만 움직인다면 잘못된 호흡이다

대다수의 사람들은 보통 입으로 숨을 들이쉰다. 입으로 숨을 쉴 때 우리의 몸은 어떻게 움직일까.

1. 목과 가슴의 보조호흡근이 움직인다. 목의 목빗근(흉쇄유돌근) 등의 움직임이 확연히 보인다.

2. 앞가슴뼈(흉골)가 움직인다.

3. 갈비뼈 사이가 안 벌어지고 가슴우리(흉곽)의 움직임도 적다. 앞가슴뼈 움직임에 따라 같이 움직인다.

4. 가로막이 아래로 내려가는 게 아니라 위로 들린다. 배의 움직임이 없다.

5. 호흡이 얕아 빨리 숨을 쉰다.

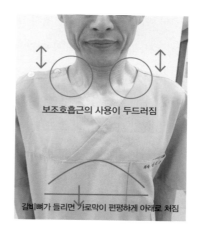

그림3-4 상부흉식호흡의 특징들

이번엔 제대로 가로막을 이용하고 있는지 확인하는 방법을 살펴보자. 숨을 들이마실 때 배와 가슴에 손을 갖다 댄다(의학적 용어로 Two-hand Test라 한다). 배와 가슴이 같이 부풀어 오르면 정상적인 가로막호흡이다. 그렇지만 상부흉식호흡을 하면 가슴만 부풀어 오르고 배는 움직이지 않는다. 더 심한 역행성 호흡을 할 때는 가슴은 부풀어 오르고 배가 들어간다. 훨씬 더 비효율적인 호흡이다. 역행성 호흡을 한 번씩 시도해 보면 호흡이 얼마나 얕아지는지 몸소 느낄 수 있다. 호흡이 얕아지면 숨이 답답해져 빨리 숨을 쉴 수밖에 없다.

배가 움직이고 나면 배 옆에도 손을 갖다 대보자. 사타구니에도 손을 갖다 댄다. 이후 앞쪽 갈비뼈 아래 가장자리, 마지막으로 뒤쪽 갈비뼈 아래 가장자리에 손을 올린다. 정상적으로 가로막호흡을 하고 있다면 순차적으로 부풀어 오르는 게 느껴질 거다. 배만 앞으로 나오는 경우가 많이 있는데 골반저(골반바닥부위)까지 아래로 내려가야 한다.

　바른 호흡법은 자기 전에 연습하면 더 좋다. 몸이 이완되고 부교감신경이 활성화되면서 재생과 치유의 모드로 전환되기 때문이다. 우리는 의식하지 못하는 사이에 하루에 2만 번이나 숨을 쉰다. 하루, 1주일, 1달, 1년 이렇게 쌓이고 쌓이면 어떻게 될까. 어떤 방식으로 호흡하느냐에 따라 좋은 방향으로도 나쁜 방향으로도 엄청난 누적효과가 일어날 것이다. 한 번이라도 제대로 숨을 쉬면 도미노처럼 계속 좋은 쪽으로 갈 수 있다. 하지만 신경 쓰지 않고 그냥 편한 대로 숨을 쉬면 체간이 무너지면서 척추에 나쁜 영향을 미친다. 어느 쪽을 택할 것인가는 각자의 몫이다.

〈핵심 요약〉
────────────────────────

바른 호흡을 선택했다면 꼭 기억하자.

1. 코로 숨 쉰다.
2. 배를 위가 아니라 아래쪽(사타구니 쪽으로)으로 내린다.
3. 아주 천천히 숨 쉰다. (1분에 14회까지가 정상범위지만 횟수를 더 낮춰 보자.)
4. 힘을 빼고 숨 쉰다. (힘을 주고 하는 능동적 숨이 아니라 수동적으로 내쉰다.)
5. 숨소리가 들리지 않게 조용히 숨 쉰다. (힘을 주지 말고, 스스로 호흡량을 체크해 본다.)

〈바른 호흡 체크법(Two-hand Test)〉

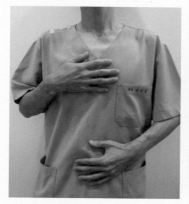

그림3-5 숨을 들이마실 때 배와 가슴 위치에 손을 댄다.

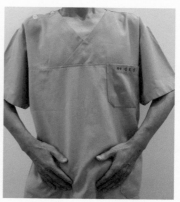

그림3-6 뱃속 공기가 사타구니 위쪽까지 밀려 내려와서 확장하는지 확인한다.

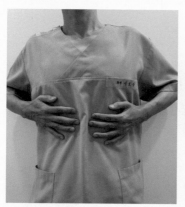

그림3-7 아래쪽 갈비뼈가 살짝 들리면서 팽창하는지 확인한다.

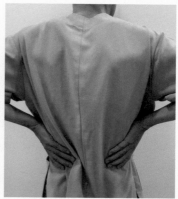

그림3-8 허리 뒤쪽 옆구리 쪽에 있는 마지막 갈비뼈도 확장되는지 확인한다.

〈여러 호흡법에서 드러나는 특징들〉

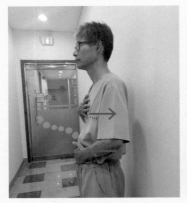

그림3-9 **역행성 호흡 날숨** 가슴과 배가 따로 움직인다. 내쉬면 들어가야 할 배가 앞으로 나온다. 가장 좋지 않은 호흡법이다.

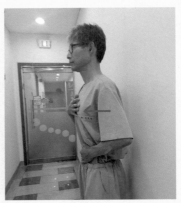

그림3-10 **역행성 호흡 들숨** 가슴과 배가 따로 움직인다. 들이마시면 앞으로 나와야 할 배가 들어간다. 가장 좋지 않은 호흡법이다.

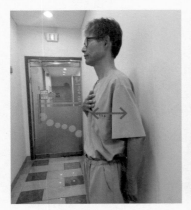

그림3-11 **상부흉식호흡** 배의 움직임은 없고 위쪽 가슴만 움직인다.

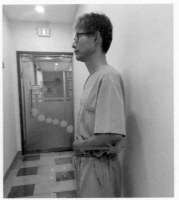

그림3-12 **복식호흡** 가슴의 움직임은 없고 배만 움직인다.

호흡 리셋

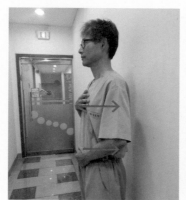 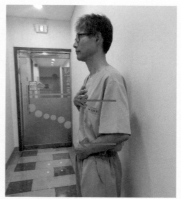

그림3-13 **가로막호흡 날숨** 내쉬면 가슴과 배가 같이 들어간다. 우리가 아기 때 하던 정상 호흡법이다.

그림3-14 **가로막호흡 들숨** 들이마시면 가슴과 배가 같이 나온다. 우리가 아기 때 하던 정상 호흡법이다.

윗몸일으키기 대신
기어가기로 복근을 단련하자

평소에 핵심^{Core} 근육을 강화하라는 얘기를 많이 듣는다. 척추를 잘 도와주기 위해서다. 척추라는 뼈 혼자서는 몸을 안정성 있게 지탱하기 힘들고 다른 연부조직의 도움이 필요하다. 특히, 근육이 중요한데 근육은 쓰지 않으면 퇴화한다. 쓴다는 것은 움직인다는 것이다. 운동이라기보다는 최소한의 움직임은 있어야 기능이 떨어지지 않는 것인데, 바쁜 현대인들은 운동하러 갈 시간이 없다. 특히, 환자들에게 운동을 권하면 "일 끝나고 집에 오면 잠자기도 바빠요"라고 말한다. 그러면 필자는 "바쁘면 숨은 어떻게 쉬어요?"라고 반문하면서 "그럼 숨 쉬는 걸 운동으로 해 보자"고 한다. 어차피 숨은 쉬어야 하니까 말이다. 숨만 잘 쉬어도 척추는 천군만마를 얻는다.

그렇다면 숨을 잘 쉬는 방법을 알아보자. 우선 방해 요소를 제거해야 한다. 몸을 잘 움직이려면 몸이 유연해야 한다. 부상을 예방하고 더 잘 움직이기 위해 운동을 하기 전에 스트레칭으로 굳어 있는 근육을 풀어 주자. 이런 과정은 숨을 잘 쉬는 데에도 필요하다. 숨 쉬는 데 방해되는 근육은 폐가 팽창하는 벽을 이루는 근육이다. 이 근육이 잘 늘어나야 하는데, 몸이 유연하지 않으면 이 근육도 딱딱해 늘어나기 힘들다. 그렇게 되면 가로막(횡격막)을 사용하지 못해 위쪽 가슴근육을 주로 사용하게 된다. 이에 더해 목 근육도 많이 사용하는 상부흉식호흡을 주로 한다. 필요한 근육이 다 굳어 있는 데다 목도 앞으로 빠져나와서 거북목이 되고 어깨도 앞쪽으로 말려 있다.

그래서 평소 목과 가슴 스트레칭을 하는 게 중요하다. 천식 등 호흡기 환자들은 목과 가슴을 마사지하고 스트레칭도 한다. 근육을 부드럽게 만들어야 가슴이 팽창하기 때문이다. 얕은 호흡을 주로 해서 가슴이 딱딱하게 굳어 있는 경우 단순히 가로막호흡'만'으로는 부족하고 목과 가슴 스트레칭을 병행해야 한다. 그런 경우가 아니라면, 그냥 숨을 천천히 내쉬기만 해도 된다. 숨을 길게 천천히 내쉬면 부교감신경이 작동하고 온몸이 이완되면서 가슴근육도 풀리고 다른 근육도 마찬가지로 풀린다. 무릎은 편 채 허리를 굽혀 손을 땅에 대는 자세를 하고 숨을 내쉬어 보라. 가로막이 아래로 쭉 내려가는 것이 느껴지는가? 이처럼 숨을 내쉬는 것 자체가 스트레칭이다. 이런 식으로 가로막을 사용하기 위해서는 무조건 입을 다물고 코로 숨을 쉬어야 한다.

몸을 효율적으로 쓰기 위한 복강내압의 중요성

근육은 짧아지면서도 길어지면서도 힘을 낼 수 있다. 아령을 들고 팔꿈치를 접는 운동을 생각해 보자. 들어 올리는 위팔두갈래근(상완이두근)은 짧아지면서 힘을 쓴다. 바로 뒤에 있는 위팔세갈래근(상완삼두근)은 놀고 있을까? 아니다. 위팔세갈래근은 제동(브레이크) 역할을 한다. 힘쓰는 끝 범위에서 부드럽게 멈추도록 힘쓰고 있는 것이다. 이런 제동 역할은 주로 구부리는 근육보다 펴는 근육이 담당한다. 거북목이 되었을 때 머리를 지탱하는 목 뒤쪽 근육들이 대표적이다. 상상해 보자. 엔진 마력이 엄청 좋은 외제 차가 공짜로 생겼다. 그런데 제동장치가 없다면 쓸 수 있겠는가? 이처럼 엔진이 힘을 잘 내기 위해서도 제동장치가 중요한데 인체의 제동장치가 과열되고 있다는 게 문제다. 목이 구부러지고, 가슴이 앞으로 구부러지면 뒤에서 제동 역할을 하는 근육들이 계속 일을 하느라 쉬지 못한다.

가로막(횡격막)호흡을 하면 숨이 들어오면서 복압이 높아지는데 이때 배 앞, 옆, 뒤의 근육이 앞에서 얘기한 제동 역할을 하면서 조금씩 늘어나면서 수축한다. 숨을 내쉴 때는 근육 길이를 짧게 만들며 복근을 수축시킨다. 이때 같은 근육이라도 운동하는 방법에 따라 힘의 크기가 달라진다. 늘어나면서 운동을 하면 짧아지면서 운동하는 것보다 힘이 더 세진다.[70] 이렇게 가로막으로 숨을 쉬면서 복근을 단련하면 된다. 흔히 알고 있는 윗몸일으키기보다 효과가 훨씬 좋다.

---

70 근력과 총근육량이 더 증가했다. Häkkinen K, Newton RU, Walker, S, et al. Effects of Upper Body Eccentric versus Concentric Strength Training and Detraining on Maximal Force, Muscle Activation, Hypertrophy and Serum Hormones in Women. J Sports Sci Med. 2022 Jun 1:21(2):200-213.

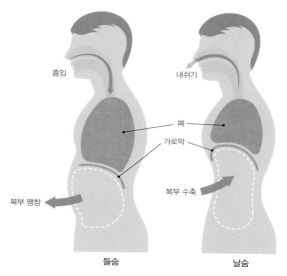

흡입

내쉬기

폐

가로막

복부 팽창

복부 수축

들숨

날숨

그림3-15 **가로막호흡**

　윗몸일으키기처럼 근육이 짧아지는 운동을 하면 배가 빨래판처럼 딱딱해진다. 그보단 숨을 마시면서 천천히 근육을 늘리는 운동을 하면 더욱 유연해지고 힘도 세진다. 평소에는 배가 아기 피부처럼 보들보들하다가 힘을 주면 근육이 나와야 하는데, 빨래판처럼 딱딱하면 배가 앞쪽으로 나오지 못해 가로막이 움직이기 힘들어진다. 빨래판 복근이 영화 〈터미네이터〉의 주연배우 아널드 슈워제네거라면 아기 근육 같은 복근은 영화 〈쿵후〉 속 이소룡에 비유할 수 있겠다. 제대로 숨 쉬는 것만으로도 복압이 높아지고 척추가 안정되어 요통으로부터 멀어지게 된다. 환자들은 질환의 재발을 막는 효과도 있다.

필자가 어릴 때는 동네에 약장수들이 와서 공연하곤 했다. 배가 퉁퉁한 아저씨가 나와서 길바닥에 드러눕는데, 그냥 보기에는 근육질의 남자가 아니다. 그 퉁퉁한 배 위에 벽돌 한 장을 올려놓고 보조자가 나와서 해머를 들고 내려칠 준비를 한다. 그러면 누워 있는 남자가 '하!' 하고 기합을 넣는다. 보조자가 해머를 내려치면 벽돌은 두 동강이 나고 누워 있던 남자는 아무 일 없다는 듯 일어난다. 구경꾼들은 박수와 환호를 보낸다. 보조자는 이렇게 힘을 내게 해 준다며 약을 팔기 시작한다. 옛날이야기지만 복강내압의 중요성을 보여주는 좋은 사례다.

모든 힘을 쓰는 상황에서 사람들은 미리 숨을 크게 마셔서 체간을 안정시킨다. 올림픽 금메달리스트 장미란 선수가 역기를 들어올릴 때 기합 넣는 소리를 들었을 것이다. 복강내압을 증가시켜 척추를 안정화하기 위해서다. 20명의 건강한 피험자, 20명의 허리 환자와 10명의 역도선수를 대상으로 한 실험이 있다. 이전까지는 복부 근육 단련으로 복강내압을 높인다는 걸 실험으로 증명하지는 못했다. 이 실험을 통해 물건을 들어올릴 때 가로막(횡격막)이 수축해서 척추의 안정을 이룬다는 것이 처음 증명되었다.[71] 기합을 넣으면서 성문을 폐쇄하는 것이 복강내압을 증가시키는 것이다. 이런 이유로 앞서 설명한 것처

71   Hemborg B, Moritz U, Löwing H. Intra-abdominal pressure and trunk muscle activity during lifting. IV. The causal factors of the intra-abdominal pressure rise. Scand J Rehab Med. 1985:17(1):25-38.

럼 '침을 삼키는 것'만으로도 척추는 안정된다.

　그럼 멈춰 서서 문을 밀고 나갈 때는 어느 근육을 제일 먼저 움직일까? 팔이나 어깨 근육이 제일 먼저 움직인다고 생각할 것이다. 하지만, 정답은 가로막이다. 호흡과 무관하게 가로막이 먼저 움직여서 체간을 안정화한 후에 다음 동작으로 이어진다. 한 연구에서 5명의 건강한 피험자를 대상으로 실험을 진행했다. 갑작스러운 팔의 움직임을 유발한 후 각 근육의 근전도 활동을 측정했는데 가로막이 20ms(millisecond, 밀리세컨드) 전에 먼저 움직인 후 팔의 근육이 움직였다. 이처럼 모든 활동의 기초로 가로막이 먼저 작용한다. 체간의 안정화가 먼저이기 때문이다. [72]

　이렇듯 복강내압은 중요하다. 체간을 안정시키는 기능을 해서 척추에 무리가 가지 않는다. 무리가 가지 않으면 당연히 피로도 적어지고, 몸을 효율적으로 쓸 수 있다. 그런데 나이가 들어가면서 호흡이 무너지면 복강내압이 제대로 만들어지지 못한다. 언제 우리가 몸을 가장 효율적으로 썼을까? 놀랍게도 아기 때이다. 새근새근 자는 아기의 모습을 떠올려 보자. 배가 부드럽게 올라갔다 내려갔다 한다. 우리가 잊고 있는 가로막호흡을 하고 있다. 팔다리도 연약해 보이지만 성장을 하면서 기어가고 뒤집는다. 피부도 뽀송뽀송 탄력 넘치는 최고

72　Hodges PW, Butler JE, McKenzie DK, et al. Contraction of the human diaphragm during rapid postural adjustments. J Physiol. 1997 Dec 1;505 (Pt 2)(Pt 2):539-48.

의 상태다.

아기가 뒤집기를 시도한다. 실패를 거듭하지만 결국 해낸다. 그런데, 그냥 뒤집던가? 누워서 다리를 90°로 천정을 향해 든다. 기마자세 형상이다. 말랑말랑하던 배에 힘이 들어가고 뒤집기에 성공한다. 어디서 많이 보던 모습 같다. 앞에서 설명한 약장수 아저씨와 같은 원리로 복강내압을 올려 체간을 안정화한 후 뒤집기를 하는 것이다. 충분한 연습과 반복을 통해 복강내압을 올리면 성공하게 된다. 누가 가르쳐 주지 않았는데도 본능적으로 그렇게 하듯 우리는 모두 그렇게 태어났다. 그런데 그렇게 몸을 효율적으로 사용하는 단순한 본능을 어느샌가 잊어버렸다. 그나마 잃어버리지 않은 게 다행이다. 잃어버리면 되찾기 힘들지만, 잊어버린 것은 잠들어 있는 것과 같으니 다시 깨우면 된다. 그러면 노화를 벗어나 다시 젊어질 수 있다.

의자에 다리를 올리고 누워서 가로막 운동을 하자

이때 자세가 중요하다. 가로막(횡격막)과 골반저(골반바닥부위) 근육이 평형이 되어야 한다. 그래야 배가 위, 아래, 양옆으로 360° 전체적으로 충분히 부풀어 올라 복강 안의 압력을 제대로 만들 수 있다. 그림3-16과 같이 의자에 다리를 올려서 연습하는데, 주의할 점이 있다. 등이 바닥에 붙어야 하고 허리가 바닥에 떠서 C 자가 되면 안 된다. 그래야 가로막이 잘 움직인다. 직접 시연해 보면 등이 붙었을 때와 떨어졌을 때의 차이를 느낄 수 있을 것이다. 가로막, 특히 배가로근(복횡근)이라는 근육이 약해져 있으면 배의 움직임을 잘 못 느낄 수 있다. 그럴 때는 배에 책 한 권을 올려놓고 숨을 쉬면 움직임이 더 잘 느껴질 거다. 사타구니 쪽까지 부풀어 오르는 느낌으로 하면 된다. 가슴은 움직이면 안 되고, 아래쪽 갈비뼈가 살짝 앞뒤 옆으로 부풀어 올라야 제대로 된 가로막호흡이다.

가로막 운동을 하려면 숨을 천천히 내쉬어야 한다. 최대한 배가 허리 뒤쪽으로 붙어서 홀쭉하도록 배 근육을 짜 준다. 잠시 멈춘 후 천천히 숨을 들이마신다. 끝에서 한 번 더 들이마시면 배가 늘어나는 느낌이 든다. 잠시 멈춘 후 다시 내쉬고 들이마시고를 반복한다. 앞서 근육이 펴지면서 천천히 힘이 들어가는 운동이 더 효과적이라고 설명했다. 호흡 횟수는 부드럽게 본인이 가로막을 움직일 수 있는 범위에서 천천히 하자. 단지, 내쉬는 숨이 들이마시는 숨의 최소 2배 이상 되게 길게 하자. 처음부터 무리하지 말고, 지니(신경계의 통합체계)가 보내는 신호에 주의하면서 연습해야 한다. 불편감이 생기면 즉시 중지한다. '괜찮겠지, 괜찮을 거야' 하고 안일하게 생각하다가 질병으로 발전하기도 한다. 특히, 척추 질환이 있어 치료받고 있는 환자들은 더 조심해서 해야 한다.

〈가로막(횡격막) 강화 운동법〉

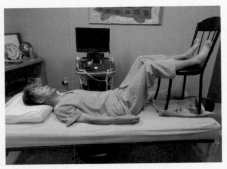

그림3-16 의자에 다리를 얹어 엉덩관절(고관절)을 90° 구부리고 숨을 쉰다.

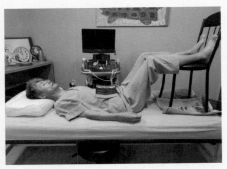

그림3-17 배 위에 책을 얹어 놓고 가로막호흡을 하면 배의 움직임을 더 잘 느낄 수 있다.

호흡 리셋

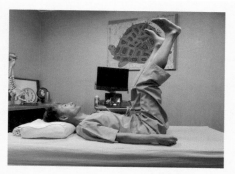

그림3-18 충분한 연습 후에는 의자를 빼고 숨 쉬어 본다. 목에 힘이 들어가지 않으면 성공이다.

익숙해지면 의자 없이 해 보자

처음에는 의자 위에 다리를 얹어 놓고 연습하자. 그냥 누워서 하는 것보다 배의 움직임이 편해지는데, 이때 배 위에 책 한 권을 올려 놓으면 중력의 영향으로 배의 움직임을 더 잘 느낄 수 있다. 나이에 따라 다르지만, 이런 숨쉬기 방법은 연습하면 금방 익힐 수 있다. 익숙해지면 그림3-18처럼 의자를 치워 보자. 젊고 척추 질환이 없는 사람들은 바로 시작해도 되지만 아파서 운동을 통해 치유하고 싶은 분들은 안전이 우선이니 조심해서 따라 하기 바란다.

아기들도 여러 차례 반복해서 실패를 거듭한 후 뒤집기에 성공하듯 우리도 마찬가지다. 흔히 말하듯 복근이 약해져 있어서 다리를 90°로 들고 있는 것 자체가 힘들다. 배에 있는 근육만 사용해야 하는

데, 그러지를 못한다. 나중에는 부들부들 떨리기까지 하는데, 그러면 보상작용으로 다른 근육의 도움을 받게 된다. 제일 흔한 것이 목에 힘이 들어가는 것이다. 그러나 목에 과도한 힘이 들어가면 부상 위험이 있으므로 배에만 집중하도록 하자. 힘들면 다리를 구부리고 해도 된다. 그 상태에서 가로막(횡격막)호흡을 하자. 처음에는 숨쉬기만 천천히 길게 하고, 잘되면 마지막까지 쥐어짜서 내보내고 천천히 들이마시는 운동을 하면 된다. 너무 오래 하지 말고 1~2분만 해도 된다. 자주 매일 하는 것이 중요하다.

모관운동을 배워 보자

필자가 하는 운동을 소개하겠다. 90°로 다리를 든 상태에서 가로막호흡을 하면서 손가락과 발가락을 가볍게 털어 준다. 진동을 주는 것이다. 전신에 모세혈관이 분포해 있는데 그중에서도 피부에 많이 분포해 있고 특히, 손끝과 발가락 끝에 발달해 있다. 동정맥 문합도 손, 발끝에만 있다. 손가락과 발가락을 털어 주는 것은 이를 활성화해 순환을 좋게 하는 방법이다. '모관운동'은 '모세혈관 현상 발현 운동'의 줄임말이다.[73] 이 상태에서도 가로막호흡을 한다.

---

73   와타나베 쇼, 《니시건강법》, 김흥국, 윤승천 번역, 건강신문사, (2013), 64쪽

호흡 리셋

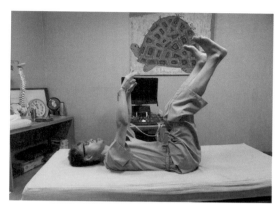

그림3-19 **모관운동** 다리를 90°로 들고 손과 발을 흔들면 된다. 필자도 허벅지 뒤가 굳어서 90°가 안 된다. 그래도 그냥 하면 된다.

네발 기기 운동으로 사지의 협응력을 키우자

현대인들은 신체적 움직임이 부족하다. 그나마 많이 걷는 사람도 잘못된 방식으로 걷는 경우가 많다. 걸을 때는 하체와 상체가 반대로 움직인다. 왼발이 앞으로 나가면 반대쪽 오른팔이 앞으로 나가는 식이다. 이때 상체도 회전해야 하는데 보통 사람들이 걷는 모습을 관찰하면 상체의 회전이 거의 없다. 그런데 살짝 뛰어 보면 상체가 회전하는 것을 스스로 잘 느낄 수 있다. 하체와 상체가 조화롭게 움직이는 상태로 뛰는 게 인체에 더 알맞다. 그런데 이렇게 뛰거나 걷지 않으면 사지의 협응 능력이 떨어지게 된다. 필자가 '걷뛰기'라고 부르는 걷다가 아주 천천히 뛰다가 하는 운동을 추천하는 이유이기도 하다.

여러 가지 이유로 이런 운동을 못 하는 환자들을 위해 추천하는 운동이 네발로 기기다. 아기들이 대략 7~8개월경부터 하기 시작하는 동작으로[74] 엎드려 있기 때문에 호흡에 유리하다. 배로 숨쉬기가 편하고 코어 근육을 안정시켜 자세 조절하는 능력과 사지의 협응 능력을 증가시킨다. 걷기와 마찬가지로 반대편 팔과 다리를 이용해 움직이는 동작으로 누구나 어렵지 않게 할 수 있다. 가슴우리(흉곽)와 척추, 골반을 안정화하는 여러 가지 장점이 많은 동작이다.[75] 처음에는 좀 힘들 수 있지만 차츰 자연스러운 움직임을 기억해 낼 수 있다. 쓰지 않아서 잊었기 때문에 잘 안되는 것이다. 반복해서 하다 보면 상부흉식호흡이 차츰 가로막(횡격막)호흡으로 교정된다.

네발 기기 운동은 골반과 등이 일직선이 되도록 자세를 취하는 것이 중요하다. 그렇게 해야 가로막과 골반저(골반바닥부위) 근육이 평행이 되는 중립 위치가 된다. 이 중립 위치는 모든 자세의 기준이다. 호흡을 기준으로 하면 자세는 저절로 따라온다. 다만 체중이 손목에 실리므로, 손목이 불편한 환자는 하지 말자. 손가락으로 움켜쥐는 형태로 디디면 손목에 부담이 덜 간다. 편하게 왼쪽 발이 나가면 반대쪽 팔이 앞으로 가게 대각선 운동을 하면 된다. 쉬운 방법으로 그냥 해보자. 하다가 잘되면 빨리도 가 보고, 무릎을 살짝 들고 기어도 가 본

74 안효섭, 신희영, 《홍창의 소아과학》[제12판], 미래엔, (2020), 20쪽
75 Kolar P, Kobesova A, Postural - locomotion function in the diagnosis and treatment of movement disorders, Clinical Chiropractic, 2010 13 (1), 58-68.

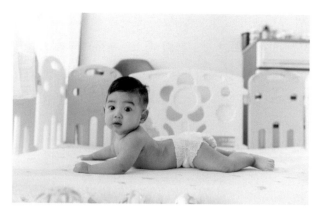

그림3-20 생후 5개월 된 아기 팔꿈치 안쪽과 두덩결합(치골결합)으로 몸을 잘 지탱하고 있다. 보고만 있어도 절로 미소 지어지는 귀여운 모습이자 체간 안정화 운동의 표본이다.

다. 엉덩이를 들고 또는 엉덩이를 낮추고도 기어 보자.[76] 이렇게 움직이는 방식을 바꾸면 운동 강도가 더 높아지니까, 자신에게 알맞은 방법을 선택하면 된다. 딱딱한 바닥은 다칠 수 있으니 이불을 깔고 하고 만약 통증이 생기면 즉각 중지해야 한다.

필자가 고등학교에 다니던 시절에는 체력장이라는 게 있었다. 기본적인 체력을 테스트해서 대학입시에 반영했는데 종목으로는 턱걸이, 오래달리기, 윗몸일으키기 등이 있었다. 이중 윗몸일으키기는 배근육을 단련하기 위한 운동으로 자주 등장하는데 올바른 동작으로 하

---

76 "[홈트 시리즈] 코어 & 심폐지구력 & 전신 운동 '베어 크롤'을 배워보자"
https://www.youtube.com/watch?v=c8C-xxWlm8M.

지 않으면 오히려 건강에 해로울 수 있다는 의견도 있다. 실제로 미 육군에서는 윗몸일으키기가 체력 테스트에서 제외되었다고 한다.[77] 배 근육을 단련하는 것은 척추를 튼튼하게 하기 위한 것이다. 헬스클럽에서도 다양한 복근 운동을 가르치고 있지만 이런 힘든 운동 없이도 호흡 운동을 통해 배 근육을 효율적으로 단련할 수 있다. 어릴 때 배웠던 '누워서 기어가기'는 복근을 단련시키는 동시에 몸통 전체의 조화로운 움직임을 증진한다. 공간이 좁으면 앞뒤로 조금씩만 움직여도 된다.

---

77   "누구나 다 하는 윗몸일으키기… 몸에 '독' 된다?", 이해나 헬스조선 기자
       https://health.chosun.com/site/data/html_dir/2021/03/11/2021031102375.html

〈네발 기기 운동〉

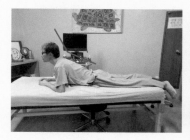

그림3-21 아기 때의 네발 기기 자세다. 목을 뒤로 너무 젖히지 않는다. 대부분의 환자는 목에 변형이 와 있어 너무 젖히면 통증이 발생한다.

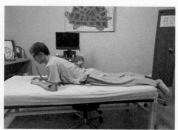

그림3-22 목을 젖히는 것이 아니라 가슴 위쪽을 늘리는 느낌으로 가슴을 들어야 한다.

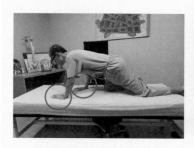

그림3-23 손목 짚고 네발 기기.

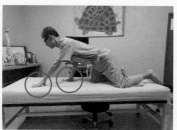

그림3-24 손가락으로 네발 기기.

호흡근의 주역인
갈비사이근을 단련하자

　노화하면 호흡 능력이 떨어지고 호흡근도 기능이 약화된다. 호흡근은 하루 종일 잠시도 쉬지 않고 2만 번 이상 움직인다. 가로막(횡격막)과 갈비사이근(늑간근)이 대표적인 호흡근이다. 이중 가로막은 깊은 호흡을 통해 강화된다는 것을 앞서 설명했다. 그러나 갈비사이근은 호흡만으로는 단련이 안 된다. 일반적인 근육과 다른 성질을 가지고 있어서 반드시 조깅, 에어로빅 같은 유산소 운동을 해야 한다. 필자는 빠르게 걷기와 천천히 달리기를 추천한다. 활성산소의 폐해를 줄이고 갈비사이근 단련에 적합한 유산소 운동이기 때문이다.

　가로막 근육이 능동적으로 움직여 숨을 들이쉬면 공기가 몸 안으로 들어온다. 내쉴 때는 쪼여진 스프링이 펴지듯 탄성을 이용해 수동적으로 바람이 나가는데 들어온 공기가 다 나가지는 않고 일부는 폐에 남는다. 정상적인 반응이다. 남는 공기량을 '기능적 잔기량[FRC]'이라고 부른다. 충분히 내쉬지 못하면 이 기능적 잔기량이 늘어난다.

나이가 들어감에 따라 숨을 충분히 내쉬지 못하는데, 이는 내쉬게 하는 근육의 힘이 떨어지기 때문이다. 그래서 단련을 안 하면 공기가 더욱 많이 남아 얕은 호흡을 하게 된다. 앞서 지적한 상부흉식호흡의 악순환이 되풀이되는 것이다. 기능적 잔기량을 줄이려면 숨을 내쉬면서 밖에서 짜 주어야 한다. 날숨 때 근육이 도와주어야 하는데 안쪽에 있는 갈비사이근이 이 역할을 한다. 이것을 평생 단련해야 노화를 막을 수 있다. 유산소 운동이 필요한 이유다.

유산소 운동이란 산소를 공급받아 몸의 탄수화물과 지방을 에너지로 사용하고 소비하는 운동이다. 걷기, 조깅, 자전거 타기, 수영, 등산, 줄넘기, 에어로빅, 댄스 등이 있다. 이 중 본인이 재미있어하는 운동을 하면 된다. 하지만, 꾸준히 매일 할 수 있는 운동이면 더 좋겠다. 시간이 없으면 이동 수단으로 걷기를 이용하면 된다. 버스나 지하철을 탈 때 한 정거장 미리 내려서 걷거나 가까운 거리는 걸어 다니자. 시간이 나면 야외로 나가 등산을 해도 좋다. 따로 시간을 내서 헬스클럽에 가거나 걷기 일정을 잡지 말고 생활 속에서 실천하면 쉽다.

그럼 다른 호흡근은 무산소 운동을 해야 하는가? 그렇다. 거창하게 무산소 운동이라고 해도 사실은 숨을 정성껏 쉬는 것뿐이다. 내쉴 때 배에 있는 근육을 충분히 짜 주는 것만으로도 운동은 충분하다. 가로막과 배 주위의 근육들이 강화되고, 폐활량도 늘어난다. 가슴도 쥐어짜면 가슴 위가 쪼그라들면서 거기에 있는 호흡근도 단련된다. 공기가 충분히 다 빠져나간 다음 다시 들이마시면서 들숨근을 수축한다. 그러면 폐로 들어오는 신선한 공기량도 늘어나게 된다. 걸으면서 깊은 숨을 쉴 수도 있다. 이런 호흡을 습관화하면 두 마리 토끼를 잡을 수 있다. 명심하자. 들이마시는 것보다 내쉬는 것에 중점을 두어야 한다.

폐활량을 늘리기 위해 풍선 불기 운동을 하자

유산소 운동으로 호흡근을 튼튼히 할 수 있다. 호흡근이 강화되면 내쉬는 능력이 강제로 좋아진다. 그중에서 속갈비사이근(내늑간근)이란 호흡근은 독특한 특징을 가지고 있다. 몸의 근육은 적색근과 백색근으로 분류되는데, 속갈비사이근은 '지구력 근육'이라 불리는 적색근으로 대부분이 채워져 있고 백색근의 비율은 단 3%밖에 되지 않는다.[78] 적색근은 모세혈관이 많고 미토콘드리아 함량이 높다. 또 천천히 수축하며 지속적인 활동에 더 적합한 특징이 있다. 마라톤 선수들에게 발달한 근육이다. 반면, 백색근은 빠른 수축이 특징으로 폭발적인 힘을 내는 단거리 육상 선수에게 발달해 있다. 그 외 대부분의 사람은 백색근과 적색근의 비율이 비슷하다. 다른 호흡근의 구성도 마찬가지다.

이 호흡근과 관련한 연구가 있다. 1948년부터 5,209명의 30~62세 남녀를 대상으로 심혈관 질환 발생을 추적 관찰했다. 2년마다 정

---

78   혼마 이쿠오, 《숨 하나 잘 쉬었을 뿐인데》, 조해선 번역, 북라이프, (2019), 93쪽

기 검진을 통해 강제폐활량$^{FVC, Forced\ Vital\ Capacity79}$을 측정했는데, 20년 간 조사한 결과 숨 쉬는 능력이 좋은 사람은 심혈관 질환에 걸릴 위험 이 줄어들었다.[80] 현대인들은 심혈관계 질병으로 사망하는 경우가 많 다. 위 연구 결과는 숨 쉬는 능력만으로 오래, 건강하게 살 수 있다는 것을 보여준다.

생활 속에서 호흡근을 튼튼하게 하는 방법으로 풍선 불기가 있다. 풍선 불기처럼 내쉬는 연습을 하는 것이 들이마시는 연습보다 효율적 이다. 강제로 들이마신 후 내뱉는 것과 강제로 내뱉은 후 들이마시는 동작을 직접 비교해 보면 바로 알 수 있다. 이는 가슴에 있는 근육뿐 아니라 호흡에 관여하는 모든 근육을 단련하는 무산소 운동으로, 쉽 게 말해 그냥 숨쉬기 운동이라고 할 수 있다. 가슴과 배를 짜내서 강 제로 공기를 다 뱉고 나면 모든 근육이 제자리로 돌아간다. 눌린 용수 철이 다시 튀어나오듯이 근육이 이완한다. 이때, 힘을 조금만 더 주면 가슴과 배를 효과적으로 팽창시킬 수 있다. 날숨과 들숨 근육을 단련 시킬 수 있으니 내쉬는 연습만 먼저 하면 된다.

---

79 다나카 후미히코, 《신체와 질병의 구조》, 윤관현, 김희성 번역, 성안당, (2022), 144쪽
    강제폐활량은 폐 기능을 평가하는 중요한 지표 중 하나이다. 최대로 깊게 숨을 들이쉰 후 최대한 강하고
    빠르게 내쉴 때 배출할 수 있는 공기의 총량과 강도를 측정한다.

80 Kannel WB, Hubert H, Lew EA. Vital Capacity as a Predictor of Cardiovascular Disease: The
    Framingham Study. Am Heart J. 1983 Feb;105(2):311-5.

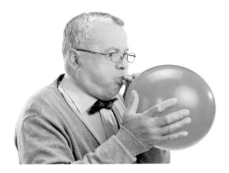

그림3-25 풍선 불기를 꾸준히 하면 호흡근이 단련된다.

　풍선 불기 외에도 생활 속에서 길게 내쉬는 것이면 다 좋다. 큰소리로 웃기, 노래 부르기, 산 정상에 가서 큰소리로 '야호' 외치기 등 본인이 즐거워하는 것을 하면 된다. 단, 주의해야 할 것은 입으로 크게 소리를 질러도, 숨은 반드시 코로 들이마셔야 한다는 거다. 앞에서 설명했듯이 입을 벌리고 있는 상태에서는 입으로 들이마시게 된다. 말하면서도, 노래하면서도, 입이 열려 있으면 코로 숨을 못 쉰다. 그래서 입이 열려 있는 상태에서는 혀를 'L' 발음하는 위치에 갖다 대야 한다. 이 습관만 있으면 입이 열려 있어도 공기가 안 들어온다.

　놀이동산에 가면 풍선으로 인형을 만드는 광경을 본 적 있을 것이다. 키다리 아저씨가 바람을 쉽게 불어넣고 접어 돌리면 금방 풍선 인형이 완성된다. 한 번에 슈욱 바람을 넣어 힘을 들이지 않고도 여러 개를 계속 만든다. 쉬운 것 같아도 직접 해 보면 볼을 잔뜩 부풀려 바람을 내보내려고 해도 목의 혈관만 부풀어 오르고 풍선은 잘 차오르

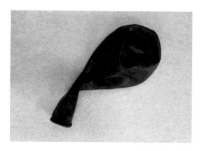

그림3-26 필자가 사용하는 풍선이다. 어릴
적 즐거웠던 추억도 생각나고 폐활량도 늘리
고. 일거양득이다.

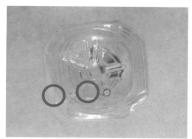

그림3-27 구멍은 집에 있는 송곳을 이용하
면 된다. 구멍이 조금 크게 뚫려서 구멍 한 개
가 필자에게는 연습용으로 알맞았다.

지 않을 것이다. 풍선을 잘 불려면 일단 입을 오므려야 한다. 가로막
(횡격막)호흡을 이용해 천천히 해 보자. 길게 천천히 배에 힘을 주고 밀
어내면 신기하게 잘된다. 흔히 얘기하는 코어 근육이 작동하는 거다.

물론, 호흡근의 능력에 따라 잘 안 될 수도 있다. 그래서 연습하는
거다. 안 되던 것이 조금이라도 되면 성공이다. 폐활량이 늘어나고 있
다는 증거니까 말이다. 풍선 크기를 비교해 보면 하루하루가 달라진
다는 걸 알 것이다.

풍선이 당장 없다면 흔한 페트병을 이용하자. 다 마신 500ml 페
트병을 입에 대고 호흡하는 거다. 페트병 바닥에는 송곳을 이용해서
그림3-27처럼 지름 1.5mm 정도의 작은 구멍을 뚫는다. 구멍이 너무
많이 있으면 호흡 연습이 안 되니 3개 정도에서 시작해 보자. 단련이
잘 되었으면 2개로 줄여서 입에 대고 천천히 호흡하면 된다. 가로막
을 이용해 천천히 길게 내뿜는다. 코로 들이마시고 다시 반복한다. 횟

수는 조금씩 늘려 가면 된다.

숨을 내뱉는 노력만으로도 복부 근육이 단련된다. 현대인들은 호흡근이 약해져서 인위적으로 힘을 줘서 강화해야 한다. 그냥 숨만 쉬다가는 점점 몸이 나빠질 수 있으니 숨을 잘 쉬도록 애써 노력해야 한다. 일상적인 움직임에서 조금 더 움직이자. 자전거를 타거나 조금 더 걷는 것만으로도 폐활량을 5~15%까지 증가시킬 수 있다.[81]

---

81 "How to Increase Lung Capacity in 5 Easy Steps"
    https://lunginstitute.com/how-to-increase-lung-capacity/.

들려 있는 갈비뼈를 내려야
통증에서 해방된다

숨을 잘 쉬어야 건강하게 오래 산다. 앞서 숨 쉬는 것, 특히 제대로 숨 쉬는 것이 얼마나 중요한지 살펴보았다. 중요성을 알았으면 고치면 된다. 운동을 하든 노래를 하든 스피치 교육을 하든 호흡은 단골 메뉴다. 너무도 많이 호흡 이야기를 들어서일까? 오히려 호흡이 치료로 쓰이고 있는 곳은 전혀 없는 실정이다. 아무리 호흡을 강조해도 받아들이는 사람이 시큰둥하다. 숨 때문에 병이 생긴다고 하면 믿지 못하는 눈치다.

자세를 바로잡으면 모든 게 좋아진다는 건 누구나 알고 있다. 자세 교정은 질병 치료에 있어서 기본 중에 기본이다. 그런데, 이 기본적인 부분도 기초가 흔들린다면 문제는 달라진다. 우리 주변에도 갈비뼈가 들려 있는 사람들이 많은데 이는 만병의 원인이 된다. 갈비뼈를 내리는 연습을 꾸준히 하자. 갈비뼈가 들리는 문제는 숨만 충분히 내쉬면 해결된다. 시간이 걸리더라도 계속 근본적인 부분을 해결해야 한다.

우리는 고유수용성 감각을 통해 눈을 감고 있어도 팔의 위치가 어디 있는지 알 수 있다. 고유수용성 감각 센서들이 작동해서 우리에게 신체의 위치를 알려주기 때문이다. 모든 근육에는 이 센서들이 있지만, 가로막(횡격막) 근육에는 이 센서의 수가 적다. 하루 2만 번이나 움직이는데, 온종일 위치 정보가 머리에 들어오면 얼마나 과부하가 걸리겠는가. 팔다리 근육이야 움직이다 말다 하지만 24시간 잠시도 쉬지 않고 움직이는 가로막은 다르다. 생존과 번식에만 신경을 쓰는 우리의 지니(DNA) 입장에서는 가로막이 작동만 하면 생존에는 문제가 없으니 숨을 잘 쉬고 못 쉬고는 관심이 없다. 그래서 가로막의 위치 정보를 간단히 무시한다. 한쪽에서 너무 많은 정보가 오면 다른 쪽에서 오는 중요한 정보를 놓칠 수 있으니 말이다. 우리 몸은 그렇게 만들어졌다. 그래서 가로막이 2만 번씩 숨을 쉬어도 거슬리는 게 없이 지낼 수 있다.

그러나 가로막의 위치를 알 수 없다는 건 큰 단점으로도 작용한다. 모든 것이 그렇듯 근육에도 최적의 조건이라는 게 있다. 근육의 길이가 적당 범위 이상으로 짧아지거나 길어지면 기능이 떨어지기 마련인데 이를 알려주는 센서의 미흡으로 눈치채지 못하니 말이다. 우리가 입으로 숨 쉬고 자세가 구부정해지면 상체가 들리고 갈비뼈도 들린다. 돔 형태를 유지해야 할 가로막이 편평해져서 늘어나 있는데도 지니는 알아차리지 못한다. 고무줄이 축 늘어진 뒤에는 원래의 탄력으로 돌아가기 힘들 듯 이런 상태가 계속 유지되면 고칠 타이밍을 놓치고 만다. 결국에는 가로막호흡을 잊고 윗가슴으로만 숨을 쉬는 방식으로 바뀌면서 나쁜 호흡 습관이 계속 반복된다.

이 악순환을 끊으려면 바른 자세를 알아야 한다. 우리는 흔히 허리가 에스 자로 펴진 '차렷' 자세를 바른 자세로 알고 있지만 그렇지 않다. 보초를 서고 있는 헌병의 차렷 자세를 떠올려 보자. 가슴을 과도하게 들고 있다. 그런 식으로 가슴이 들리면 갈비뼈도 들리는데 그러면 가로막이 늘어나 수축 기능이 떨어지게 된다. 가로막이 늘어나 아래쪽으로 수축하지 못하면 어쩔 수 없이 위로 숨을 쉬는 상부흉식호흡을 하게 되고, 결국 호흡이 얕아져서 공기가 항상 차 있는 상태가 된다. 공기가 잘 안 빠지니까 갈비뼈는 계속 들려 있을 것이고, 시간이 지나면 그 상태를 정상으로 생각하며 지낸다.

숨을 잘 쉬려면 이렇게 가슴이 들리면 안 된다. 그림3-30처럼 중립 자세가 바른 자세인데, 중립 자세를 하려면 가로막과 골반이 평행이 돼야 한다. 골반도 앞뒤로 돌아가면 안 된다. 이것이 모든 운동의 기본이 되는 바른 자세다. 앉아 있거나 서 있을 때는 물론이고, 일상 생활에서도 이 점이 가장 중요하게 지켜져야 한다. 가로막이 편하게 움직일 수 있게 자세를 취하면 바른 자세가 된다. 특히, 질병으로 고통받는 환자들은 이를 바로잡지 않으면 완치의 길은 요원하다. 서 있을 때 항상 그림3-30처럼 중립 자세를, 앉아 있을 땐 그림3-32처럼 'J' 자세를 유지하자.

원반 탈출증(추간판탈출증) 환자는 허리를 구부리면 증상이 악화한다. 때문에 허리를 펴는 자세가 좋다고 머리에 각인되어 있다. 그래서 서 있을 때 허리 펴는 자세를 유지하기 위해 많은 환자가 노력한다. 그런데 그림3-29에서 보듯이, 실제로는 배가 앞으로 나가는 전방 이동 자세가 되는 경우가 많다. 더 심해지면 과도하게 등이 굽는 스웨이 백 Sway Back 체형이 된다. 사람 많은 곳에서 서 있는 사람들을 옆에서 관찰해 보라. 상당수가 전방 이동 자세를 하고 있을 텐데 이 또한 가슴을 들리게 한다. 평소에 자기 자세를 자주 관찰하자. 틈틈이 길거리 창에 자기 모습을 비춰 보는 것도 좋다. 특히 옆모습 관찰이 중요한데 주의하지 않으면 배가 앞으로 나간다. 항문에 힘을 주고 엉덩이를 살짝 빼고 어깨선과 엉덩관절(고관절) 선이 일치하는지 수시로 확인하는 습관을 지니자.

〈갈비뼈를 내리자〉

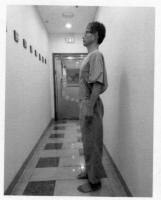

그림3-28 **차렷 자세** 가슴을 과도하게 들고 있다. 가슴이 들리면 갈비뼈가 들린다. 갈비뼈가 들리면 가로막(횡격막)이 늘어나 좋지 않다.

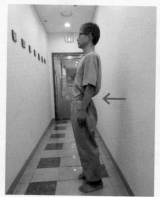

그림3-29 **골반 전방 이동 자세** 흔히 서 있는 자세다. 배가 과도하게 나와서 갈비뼈가 들린다. 갈비뼈가 들리면 가로막이 늘어난다.

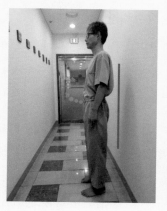

그림3-30 **바른 자세** 가슴이 들리지 않는다. 가로막이 골반저(골반바닥부위) 근육과 평형을 이룬다. 이것이 중립 자세다.

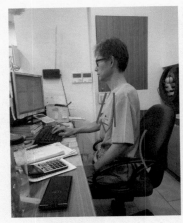
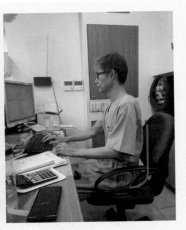

그림3-31 **잘못된 자세** 허리를 펴지 말아야 한다. 허리가 과도하게 펴지면 가슴이 들린다. 갈비뼈가 들려 공기가 차고 가로막이 늘어난다.

그림3-32 **바른 자세** 자연스러운 호흡이 되려면 일자 허리('J'자)가 되어야 한다. 그래야 배가 들어갔다 나왔다 한다.

숨을 충분히 내쉬면 튀어나온 갈비뼈가 내려간다

갈비뼈 앞쪽을 만져 보자. 평소 자기 몸에 관심을 가진 독자라면 내 갈비뼈가 튀어나왔는지 아닌지 바로 알 수 있을 거다. 예전에 아들이 물었다. "아빠, 왜 좌측 갈비뼈가 튀어나왔어요?" 필자뿐 아니라 현대인 상당수가 갈비뼈가 튀어나와 있다. 정확히는 들려 있다. 좌, 우측 갈비뼈를 명치 위쪽 안쪽 갈비뼈 경계선부터 아래로 바깥으로 내려가면서 만져 보자. 조금 다르게 튀어나온 부위가 있을 것이다. 한쪽이 유난히 잘 느껴지면 그쪽이 더 들린 것이다. 그쪽으로 공기가 더

차 있어서 안 빠져나가고 가로막(횡격막)이 들려서 늘어난 상태다.

이왕 하는 김에 가로막의 위치도 한번 찾아보자. 보통 와이셔츠를 입은 상태에서 위에서 네 번째 단추 위치에 가로막이 놓여 있을 것이다.[82] 명치 위에서부터 갈비뼈 안쪽 아래에서 바깥 방향으로 경계선을 따라 살짝 눌러 보면서 찾아보자. 배에 힘을 뺀 상태에서 안으로 지그시 눌러 보자. 가로막을 찾으면서 마사지 효과도 볼 수 있다. '내장기 도수치료'라는 것이 있다. 장기도 제자리에서 벗어나면 기능이 떨어지는데 내장기 도수치료는 약한 힘을 이용해 내장의 움직임을 회복시키는 방법이다. 가로막도 찌그러져 있으면 제 역할을 못 하니 호흡에 맞추어 갈비뼈 아래를 손가락으로 지그시 눌렀다가 조금 더 누르는 동작을 반복하면 가로막의 움직임을 회복시키는 데 도움이 된다.

들린 갈비뼈를 내리는 치료는 간단하다. 튀어나온 갈비뼈를 지그시 누르면서 숨을 천천히 충분히 길게 내쉬면 된다. 특별히 만져지는 게 없으면 양쪽을 같이 누르면서 숨을 쉬자. 갈비뼈는 약한 힘에도 잘 부러지므로 너무 세게 누르지 않도록 조심해야 한다. 숨을 내쉴 때 살짝 도와준다는 느낌으로 밀어 주면 된다. 왼쪽이 살짝 들린 느낌이면 그쪽을 누르면서 살짝 구부리면 된다. 상체가 왼쪽으로 기울고 왼쪽으로 회전하는 느낌이 들면 제대로 한 것이다. 무리 안 되는 범위에서 자주 하자.

---

82   패트릭 맥커운, 《숨만 잘 쉬어도 병원에 안 간다》, 조윤경 번역, 불광출판사, (2019), 106쪽

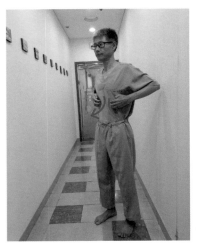
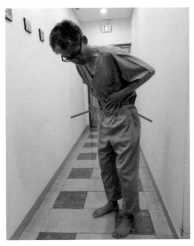

그림3-33 **열린 갈비 찾기** 갈비뼈 가장자리를 따라 튀어나온 부위가 있나 만져 본다. 조금 더 안쪽으로 손가락을 집어넣어 가로막(횡격막)을 느껴 본다.

그림3-34 **열린 갈비 교정 방법** 튀어나온 갈비뼈가 있으면 그 부위를 누르면서 숨을 내쉰다. 없으면 양쪽을 살짝 누르면서 숨을 내쉰다.

상부흉식호흡을 고치기 위한 연습법

상부흉식호흡은 어깨와 빗장뼈(쇄골)를 들어올리면서 호흡한다. 그래서, 빗장뼈호흡이라고도 불린다. 환자들에게 "배로 호흡해 보세요" 하면 제대로 하는 분이 드물다. 자연스럽게 쉬던 호흡도 남이 시키면 의식하게 돼 쉬이 무너진다. 긴장하면 교감신경이 항진돼 바른 호흡이 무너지는 거다. 그래서 필자는 시키기보다 환자가 얘기하거나 움직일 때 자세히 관찰하는 편이다. 그런데 통증 주사 치료를 위해 엎드리라고 하면 이때는 대부분 숨을 배로 잘 쉰다. 단지, 호흡이 빠를 뿐이다. 무슨 이유일까? 가슴으로 숨을 쉬다가 엎드리면 몸무게에 눌리고 중력 때문에 가슴 확장이 힘들기 때문이다. 그래서 말랑한 배가 효율적으로 움직이게 된다.

엎드린 환자 허리 위에 손을 얹어서 "숨 내쉬세요" 하면서 자연스럽게 눌러 호흡을 보조해 준다. 호흡에 맞춰 밀어 주고 손 떼기를 반복하다 보면 리듬감 있게 들이마시고 내쉬기가 잘된다. 그런데 손을 떼고 혼자 해 보라고 하면 잘 안된다. 나이가 들수록 더 그런데, 당분간은 누군가의 도움이 필요하니 기혼자라면 배우자가 도와주는 것도 방법이다. 부부가 이렇게 서로 눌러 주면서 도와주면 제대로 숨 쉬는 방법도 익히고 부부 사이가 더 돈독해지지 않을까.

이상적인 호흡의 비밀번호 8:4:4

호흡 횟수를 줄이는 연습도 중요하다. 내쉬는 숨이 들이마시는 것의 2배가 되도록 하자. 시작은 항상 내쉬기부터 한다. 8초 내쉬고 4초 들이마시고 4초 참으면 가장 이상적이다. 숨이 가쁘면 들이마시는 건 빨리해도 되지만 내쉬는 숨만은 천천히 길게 하자. 충분히 내보내야 한다.

이 8:4:4 호흡법은 《하버드식 호흡의 기술》의 저자 네고로 히데유키가 개발한 것으로 부교감신경을 활성화하는 호흡이다. 스트레스를 받거나 흥분했을 때 하면 3분 이내에 가라앉는다고 한다. 나도 모르게 자세가 나빠지고, 호흡이 빨라지거나 얕아지면 해 보자. 히데유키는 뇌와 사이클을 맞춰서 60~90분마다 휴식을 취할 때 하는 걸 권한다.

그러나 과호흡이 많은 현대인이 이렇게 느린 호흡을 바로 하기는 힘드니 내쉬는 숨의 길이를 2배로 해서 길게 숨 쉬는 연습부터 해보자. 처음에는 4:2:2(총 8초, 분당 7.5회), 조금 익숙해지면 6:3:3(총 12초, 분당 5회), 이렇게 늘려 가면 된다.

환자가 엎드려 있을 때 보조자가 옆에서 허리를 눌러 주면서 숫자를 센다. "내쉬세요" 말하며 환자의 배를 누르면서 "1, 2, 3, 4"까지 세고, "들이마시세요" 말하며 손에 힘을 빼면서 "1, 2"까지 세고, "숨 참으세요" 하며 "1, 2"를 세면 한 세트다. 이렇게 계속 반복하면 된다. 일명 4:2:2 호흡법이다. 환자들에게 해 보면 4:2:2 호흡은 잘된다. 보조자가 도와줄 때는 환자의 숨결을 잘 느끼면서 대응해 줘야 한다. 환자가 숨이 가빠서 들이쉬려고 하는데도 "숨 내쉬세요" 하면서 배를 누르면 곤란하다. 익숙해지면 6:3:3 호흡, 더 잘되면 8:4:4 호흡을 시도해보자. 호흡 횟수가 적으면 적을수록 수명 연장의 효과도 있다.

〈생활 속 바른 호흡 실천 팁〉

1. 우선 엎드려 보자. 그리고 숨을 쉬어 보라. 가슴이 눌려 자연스럽게 배로 숨을 쉬게 된다. 배의 움직임을 느끼고 기억하자. '맞아, 옛날에 이렇게 숨을 쉬었지!' 하고 말이다. 오래 할 필요는 없다. 배가 움직여야 한다는 것만 생활 내내 기억하자. 참선하는 스님들이 하나의 '화두'를 갖는 것처럼. 그렇게 해야 단시간에 고칠 수 있다. 호흡은 긴장과 밀접한 관계가 있다. 긴장하면 호흡이 흐트러진다. 평소 생활하다 호흡이 잘 안되면 엎드려 보라. 그리고 그 느낌을 다시 떠올려라.

2. 바로 누워서 배로 숨을 쉬기 시작하자. 책 한 권을 배 위에 얹어 놓으면 오르락내리락하는 것을 더 잘 느낄 수 있다.

3. 뒷장의 그림3-35처럼 손을 엉덩이 밑에 넣고 호흡해 보자. 가슴 움직임을 제한하기 때문에 수시로 연습하면 가로막(횡격막)호흡에 도움이 된다. 팔걸이가 있는 의자에 앉으면 팔걸이를 잡고 힘을 줘서 어깨를 내리면서 숨을 쉬자.

4. 잘 안되면 전신을 이용하자. 숨을 내쉴 때 배와 가슴이 쭈그러들게 온몸을 쪼그려 앉자. 숨을 들이마실 때 허리를 펴면 안 된다. 가슴으로 숨을 들이쉴 가능성이 높다.

5. 평소에 거울을 보고 숨 쉬는 연습을 하자. 숨을 쉬면서 어깨의 움직임이 있는지 확인해 보자.

6. 그래도 잘 안 고쳐지면 평소 전화를 자주 하는지 확인한다. 상부흉식호흡을 하는 환자들은 평소 대화를 많이 한다. 또 말을 멈추지 않고 길게 한다. 그러다 보면 숨 쉴 기회가 없어 입으로 호흡하게 된

다. 전화 내용을 녹음해 보자.[83] 얼마나 입으로 숨을 쉬는지 확인할
수 있다. 숨을 제대로 쉬기 위해 끊어서 말하는 법을 연습해야 한다.

7. 공황장애나 불안 장애가 잘 해결되지 않는 환자들의 경우 외출하
지 않을 때는 24시간 입에 테이프를 붙이고 생활하도록 권한다. 입
호흡은 과호흡을 부른다. 호흡이 얕아지면서 반드시 상부흉식호흡
을 하게 된다. 그래서 말하고 밥 먹을 때를 제외하고는 입을 막고
있으라고 하는 것이다.

8. 자주 웃자. 길게 온몸으로 웃되 특히 내쉬는 데 중점을 두면서 웃
자. 자연스러운 가로막(횡격막)호흡이 된다.[84]

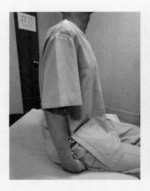 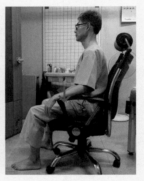

그림3-35 등받이 없는 의자에
앉아서 엉덩이 밑에 손을 넣고
호흡해 보자. 어깨의 움직임을
막는 효과가 있어 가로막으로 숨
을 쉬기 편하다.

그림3-36 팔걸이 쪽으로 팔꿈
치를 내리자. 높이가 맞다면 손
으로 팔걸이를 잡고 있어도 어
깨의 움직임을 막는 효과가 있어
가로막으로 숨을 쉬기 편하다.

83   피지컬갤러리, 《내 몸과의 전쟁》, 책들의정원, (2019), 45쪽
84   서효석, 《입으로 숨 쉬면 병에 걸린다》, 스프링, (2011), 160쪽

이론적으로는 들숨 때 가로막이 수축하면서 내려오고, 내쉬면 이완되어 수동적으로 원위치하면서 공기가 빠져나간다. 이완 때는 에너지가 들지 않는다. 알통을 만들려고 힘을 줄 때랑 비슷하다. 근육이 수축할 때 힘이 들고, 힘을 빼면 그냥 이완된다. 숨을 배로 크게 들이마시고 내쉬어 보라. 생각보다 공기가 잘 안 빠진다. 반대로 숨을 크게 내쉬고 들이마셔 보자. 날숨 끝에 배가 허리 뒤쪽으로 붙도록 힘을 주고 나면 훨씬 들어오는 숨이 많음을 느낄 수 있다. 수축한 배 근육이 이완되면서 스프링처럼 제자리로 돌아오기 때문에 힘을 덜 들이고 들이마실 수 있는 거다. 내쉬는 것이 먼저인 이유이기도 하다.

가로막을 강화하려면 숨을 내쉬고 들이마실 때 마지막에 힘을 주자. 어렵지 않게 가로막을 튼튼하게 할 수 있다. 숨을 내쉬면 가로막이 올라간다. 뱃가죽이 허리 뒤쪽으로 붙을 정도로 힘을 주면서 내쉬자. 마지막에는 항문에 힘을 주는 동시에 침을 삼킨다. 힘의 강도는 본인 견딜 정도로 조절해서 배가 허리 뒤쪽으로 들어가게 해야 한다. 반대로, 들이마시면 가로막이 수축하면서 배가 사방으로 풍선처럼 부푼다. 또한 이 단계의 마지막에는 숨을 멈춘 채로 배에 가볍게 힘을 주면서 배를 볼록하게 만든다. 근육의 길이가 늘어나면서 힘을 주는 운동이 되어 훨씬 효과적으로 근력을 키울 수 있다.

뒷장의 **그림3-37** 처럼 쪼그려서 숨을 내쉬면 효율적으로 내쉴 수 있다.[85]

---

85 쪼그려 앉기 : 필자의 병원에서 중요하게 생각하는 검사 중 하나다. 호흡과 맨발을 동시에 테스트할 수 있기 때문이다. 갈비뼈가 들려 공기가 충분히 빠지지 않으면 이 검사가 잘 안된다. 종아리와 뒤 허벅지가 안 붙는다. 종아리 근육이 짧아져 있어도 완전히 쪼그려 앉지 못한다. 발의 기능이 약해지면 종아리 근육이 과도하게 사용되어 결국 짧아진다. 다만, 무릎이 좋지 않은 환자들은 하지 말자.

처음에는 1분 정도만 해 보고 이후 조금씩 시간을 늘려가 보자. 안 쓰던 근육을 쓰는 것이라 다음날 배와 허리 뒤쪽에 근육통이 생길 수 있으니 10분 이상은 하지 말고, 절대로 무리하지 말자. 모든 운동이나 움직임은 내가 견딜 수 있는 범위에서 하는 것이므로 통증이 생기면 즉각 중지해야 한다. 나이가 많거나 통증이 있는 환자들은 하지 말고 충분한 가로막(횡격막)호흡이 이루어진 이후에 하자. 하는 도중 어지럽거나 다른 증상이 생기는 경우에도 즉각 중지해야 한다.

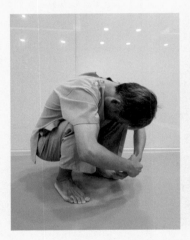

그림3-37 **쪼그리고 앉아서 숨쉬기** 허리가 어느 정도 굽으면 긴장이 풀린다. 가로막으로 숨쉬기가 훨씬 편해진다.

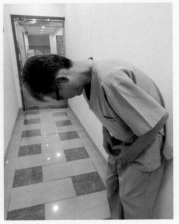

그림3-38 **전신으로 숨쉬기** 배가 앞뒤로 잘 안 움직이는 경우 온몸을 쥐어짜듯 숙여 보자. 이 자세에서 전신으로 숨을 들이마시고 내쉰다.

호흡 리셋

몸 안의 공기를
아낌없이 내보내자

산소는 저장되지 않는다. 그래서일까? 자꾸 숨을 들이마시려고 한다. 한 번 숨을 들이마실 때의 공기량은 작은 생수 500ml 1병을 마시는 수준이다. 그런데 우리는 하루에 2만 번 숨을 쉰다. 엄청나게 많은 양의 산소를 마시는 것이다. 산소에 있어서는 부족함이 없다. 보통은 들어오는 산소의 75%가 다시 날숨으로 나간다. 운동 등 격렬한 상황에서도 25%는 다시 날숨으로 나간다. 산소가 모자라기는커녕 오히려 많아서 문제다. 활성산소를 발생시켜 만병의 근원으로 작용할 수 있기 때문이다. 그렇다면 부자니까 베풀어 보자. 내가 가진 공기를 정성껏 내보내자.

호흡(呼吸)이란 숨을 내쉬고(呼) 들이마신다(吸)는 뜻이다. 충분히 내보내야 들이마시는 숨도 많아진다. 한겨울에 춥다고 아주 잠시만 문을 열고 환기한다면 구석구석까지 공기가 순환하지 못한다. 우리 몸도 마찬가지다. 충분히 환기해야 한다. 묵은 공기를 다 빼내야 새 공기가 들어온다. 앞에서, 숨을 다 쉬어도 폐에는 공기가 조금 남아 있다고 했다. 이는 묵은 공기다. 나이가 들어감에 따라 내쉬는 호흡근이 약해져 묵은 공기가 몸에 많이 남는다. 공기가 많이 남으면 숨이 찬 느낌이 든다. 호흡이 얕아지고 숨이 빨라진다. 그렇게 과호흡의 악순환으로 이어진다.

숨을 길게 내쉬는 것이 중요하다. 날숨이 길어지면 부교감신경이 자극된다. 순환이 좋아지고, 몸이 재생, 치유의 모드로 들어간다. 날숨이 길어지면 자연히 들어오는 공기량이 늘어난다. 공기량이 늘어나니 천천히 숨을 쉰다. 선순환이 일어난다. 2배 이상 길게 충분히 내쉬고, 잠시 멈춘 다음, 다시 숨을 들이마시고 잠시 멈추는 방식으로 숨을 쉬자. 우산을 폈다가 접을 때도 약간의 시간이 필요하다. 바로 폈다 접었다 하기 힘들듯 가로막(횡격막)도 마찬가지다. 다 내려가고 올라갈 때 약간의 여유가 필요하다. 가로막이 1mm 더 내려갈 때마다 폐 환기량은 250~300ml 늘어난다.[86] 충분히 숨을 아래로 쉬면 폐활량을 증가시킬 수 있는 것이다. 조금만 더 훈련하면 획기적으로 폐활량을 늘릴 수 있다.

느리게 숨 쉬어도 산소는 모자라지 않는다

책 《호흡의 기술》에 나오는 올손의 실험을 살펴보자. 피실험자는

---

86 음슈옌, 《호흡 혁명》, 이소희 번역, 일요일, (2018), 187쪽

평소대로 1분에 18회 숨을 쉬고 있다. 과호흡이다. 심장 박동수 75회, 수축기 혈압 126mmHg(수은주밀리미터), 산소 농도는 97% 다. 이제 코로 숨을 쉰다. 분당 6회로 줄여서 느리게 숨을 쉬기 시작하자 불과 1분 만에 혈압은 5mmHg 떨어지고, 심장 박동수는 60대 중반까지 떨어진다. 부교감신경이 자극된 결과다. 이산화탄소는 25%나 상승해서 정상범위로 돌아온다. 분당 18회의 과호흡이 교정되어 이산화탄소도 정상화되었다. 1분 만에 이렇게 빨리 정상화가 된다니 놀랍다. 과호흡 환자들은 숨만 참아도 빠른 속도로 정상화된다. 숨을 적게 쉬어서 산소 농도가 떨어지지는 않을까? 놀랍게도 느리게 쉬는 내내 산소 농도는 변화가 없었다. 그대로 97%다.

책《호흡의 기술》의 저자 제임스 네스터의 경우도 다르지 않았다. 네스터는 자전거 운동을 하면서 똑같이 측정했는데, 원래는 헉헉 대면서 입으로 숨을 쉬며 힘들어했다. 하지만 페달을 더 세게 밟으면서 코로만 숨을 쉬었다. 억지로라도 숨을 천천히 부드럽게 쉬었다. 너무 힘들어 질식할 것 같은 공포까지 느낄 정도였다고 한다. 그러나 아무리 코로 느리게 숨을 쉬어도 산소 측정기의 농도는 97%로 올손과 같았다. 천천히 느리게 숨을 쉬어도 산소 포화도는 같다는 걸 알 수 있다.[87] 숨을 적게 쉬어도 산소는 모자라지 않는다. 공기에 있어서만은 백만장자 부자라고 하는 이유다. 그러니 안심하고 천천히 숨을 길게

---

87   제임스 네스터,《호흡의 기술》, 승영조 번역, 북트리거, (2021), 124~126쪽

내보내자. 바깥세상으로 아낌없이 나누어 준다는 마음으로 정성껏 숨을 쉬자. 이를 위한 몇 가지 호흡법을 소개한다.

〈5.5초 호흡법〉

느리게 숨을 쉬어야 한다고 하는데 얼마나 느리게 쉬는 게 최적의 횟수일까?

타이완에서 47명의 건강한 대학생을 대상으로 한 실험이 2014년에 발표됐다. 호흡수는 분당 5.5회와 6회, 그리고 들숨과 날숨의 비율은 5:5, 4:6으로 분류하여 4가지 호흡 패턴을 조합해 비교했다. 느린 호흡 네 가지 모두 자율신경 기능을 향상했으나 들숨과 날숨이 5:5의 비율로 숨을 쉰 그룹이 4:6의 그룹보다 저주파 심박 변이도^{LFHRV}의 변화가 더 컸다. 즉, 부교감신경의 기능이 더 좋아졌다.[88]

앞에서 설명한 날숨을 더 길게 쉬는 호흡도 아주 좋은 호흡이다. 하지만, 들숨과 날숨의 비율이 같은 '결맞음 호흡'[89]이 더 좋다. 천천히 길게 숨을 쉬면서 날숨:들숨의 비율을 1:1로 하는 것이다. 5.5초 내쉬고 5.5초 들이마시면 분당 5.5회가 되는데, 가장 효율적인 호흡이다.

힌두교와 불교에는 만트라^{Mantra}라는 게 있다. 명상이나 기도 시에 반복적으로 암송하는 주문이나 주술 같은 것으로, 고유의 운율이 있

---

88   Lin IM, Tai LY, Fan SY. Breathing at a rate of 5.5 breaths per minute with equal inhalation-to-exhalation ratio increases heart rate variability. Int J Psychophysiol. 2014 Mar;91(3):206-11.
89   '결맞음'은 영어로 Coherence인데 '일관성'이란 뜻도 있다. 자세한 설명은 우리 책 254쪽 참조.

어 암송을 하면 진동이 몸에 전달된다. 만트라 자체는 신성한 말, 진언이기에 사람들은 신성한 것들이 내 몸에 영향을 끼쳐 치유에 도움이 된다고 믿었다. 만트라의 종류는 상당히 많다. 대표적으로 옴마니밧메훔Om-Mani-Padme-Hum이 있는데 티베트 불교에서 특히 중시하는 주문이다. 서양 종교에서 만트라와 같은 운율을 가지고 암송하는 것은 기도문이다. 가톨릭에서 묵주기도로 알려진 성모송이 대표적이다.

이와 관련 있는 연구가 이탈리아 피렌체와 파비아에서 있었다. 23명의 건강한 성인을 대상으로, 로사리오 기도(묵주기도)와 요가 만트라가 심혈관 리듬에 미치는 영향을 테스트했다. 로사리오 기도는 라틴어로 암송했고 요가 만트라는 옴마니밧메훔을 사용했다. 로사리오 기도와 요가 만트라는 모두 각 주기가 거의 정확히 10초가 걸리는 것으로 나타났다. 이 주파수(분당 6회)는 대상자의 교감/부교감신경을 잘 조절해서 심혈관 진동을 향상했다. 심지어 뇌 혈류에도 율동적인 진폭이 전달되어 중추신경의 진동까지 일으킨다. 느린 호흡이나 암송하는 것 자체로 규칙적인 호흡과 결맞음을 만들어 낸 것이다. 대상자들이 자유로이 대화하며 보통의 호흡으로 돌아왔을 때는 이런 규칙성이 깨졌다가 다시 느린 호흡을 하면 심장과의 결맞음이 회복되었다.

로사리오 기도에 사용되는 묵주는 십자군에 의해 유럽에 소개되었다. 십자군은 이 묵주를 아랍인들에게서 가져왔고, 아랍인들은 티베트의 승려들과 인도의 요가 대가들에게서 가져왔다. 이는 만트라와 묵주의 유사한 특성과 효과가 단순한 우연이 아닐 수 있다는 가설을 뒷받침한다. 만트라는 보통 묵주기도(150회)와 유사하게 100회 이상의 순서로 반복된다. 같은 기도의 반복 횟수가 매우 많다는 점에서 묵주기도는 가톨릭 기도 중에서도 독특하다. 암송을 계속해서 반복하다 보면 저절로 리듬감이 생겨서, 숨 쉬는 것에 신경 쓰지 않아도 규칙적인 호흡이 된다. 서양에는 없었던 동양 고유의 건강 관리법이 전해져서 지금까지 이어져 오고 있다. 묵주기도는 종교적인 행위인 동시에 건강 행위이기도 하다.

실제 성당에서 기도하는 법을 소개한다.

사 제: Ave Maria, gratia plena, Dominus tecum, benedicta tui mulieribus et benedictus fructus ventris tui Jesus. (아베 마리아, 그라티아 플레나, 도미누스 테쿰, 베네딕타 투 인 물리에리부스, 에트 베네딕투스 프룩투스 벤트리스 투이, 예수스)

참석자: Sancta Maria, Mater Dei, ora pro nobis peccatoribus, nunc et in hora mortis nostrae, Amen. (상크타 마리아, 마테르 데이, 오라 프로 노비스 페카토리부스, 눙크 에트 인 호라 모르티스 노스트래. 아멘).

놀라운 사실은 단지 숨을 천천히 쉬기만 하는데, 들숨과 날숨의 비율이 같은 결맞음이 생긴다는 것이다. 묵주기도와 만트라를 통해

호흡 리셋

심혈관 리듬과 결맞음이 생기고 뇌파까지 결맞음이 생긴다. 무의식
적으로 운율을 맞추면서 암송하니 날숨과 들숨이 같아졌다. 본인들
은 이런 걸 생각이나 했을까? 반복하다 보니 신앙심도 자라고 뭔가 몸
에도 좋은 반응이 있었을 것이다. 마음의 평안, 보호받고 있다는 안전
함, 이런 걸 본능적으로 느꼈을 것이다. 실험에서 살펴봤듯이 부교감
신경을 잘 조절해서 재생과 치유 모드가 작동하기 때문이다. 선조들
의 경험과 지혜의 산물이다.

　'결맞음 호흡'에 대한 여러 연구들은 분당 6회 숨 쉬는 것이 좋다는
결과를 보여준다. 0.1Hz(Hertz, 헤르츠) 호흡이라고도 한다. 1Hz는 1초
에 한 번 생기는 주기적 사건을 의미한다. 분으로 계산하려면 60을 곱
하면 된다. 보통 성인의 안정 심박수는 약 1Hz(60회/분) 정도다. 숨을
5초 내쉬고 5초 들이마시면 10초 걸린다. 1분에 6회 숨을 쉬게 되는
것이다. 그래서 '결맞음 호흡'을 가르치는 모든 기관에서는 분당 6회
를 기준으로 한다.

'결맞음 호흡법'을 구체적으로 알아보자

1. 편안한 자세로 앉거나 눕는다.
2. 한 손을 배에 올려놓는다.
3. 4초 동안 들이쉬고 4초 동안 내쉰다. 이를 1분 동안 반복한다.
4. 그다음에는 들숨과 날숨을 각각 5초로 늘려서 해 본다.
5. 마지막으로 들숨과 날숨을 각각 6초로 더 늘려본다. 할 수 있는

만큼 조절해서 4~6초 사이로 정해서 하면 된다.

여기서 주의할 점은 배로 깊게 호흡하는 것이 중요하다는 것이다. 가슴으로만 얕게 호흡하지 않도록 주의해야 한다. 호흡을 강제로 하거나 더 많은 공기를 들이마시려고 노력할 필요는 없다. 호흡의 길이가 늘어남에 따라 자연스럽게 더 많은 공기를 흡입하게 될 것이다.[90]

들숨과 날숨을 각각 4초에서 6초 사이로 해도 괜찮다. 아니면 분당 4.5~6.5회를 본인에게 맞게 조절해도 된다. 기관과 연구 논문에 따라 가장 좋은 효과를 보인 횟수는 조금씩 다르니 부드러운 이완을 경험할 수 있으면 된다. 자기에게 맞는 호흡을 찾아가는 거다. 하루에 두 번 10분 또는 20분 정도 연습하고 필요에 따라 추가로 연습한다.[91]

본인에게 맞는 최적의 호흡 횟수를 찾으려는 실험도 있다. 호흡 동성 부정맥RSA[92] 생되먹임(바이오피드백) 훈련이다. 장치를 연결해서 개인에게 제일 맞는 호흡 횟수를 찾는 방식으로, 이는 최대 심박 변이도HRV를 찾아 가장 효율적으로 자율신경을 제어하기 위한 것이다. 각 개인은 자신의 생리적 반응을 최적화하는 특정 호흡 속도를 가지고 있다. 일반적으로 이 속도는 분당 4.5에서 6.5회 사이인데, 이 독특한

90   Arlin Cuncic, "An Overview of Coherent Breathing", VeryWellMind, (June 25, 2019), https://www.verywellmind.com/an-overview-of-coherent-breathing-4178943

91   Brown RP, Gerbarg PL, Muench F. Breathing practices for treatment of psychiatric and stress-related medical conditions. Psychiatr Clin North Am. 2013 Mar;36(1):121-40.

92   우리 책 52쪽 [심화 과정] '건강의 중요한 지표, 심박 변이도' 참조

호흡 리셋

호흡 속도를 공명 주파수라고 한다. 개인별 공명 주파수를 찾아 그 주파수로 호흡하도록 한다.[93]

네스터의 저서 《호흡의 기술》에서는 "5.5초를 내쉬고 5.5초를 들이마시면 분당 5.5회가 된다. 인류가 발견한 최상의 호흡"이라고 소개하고 있다.[94] 그런데 논문 검색 엔진 PubMed[95]에서 5.5초와 다른 호흡 횟수를 검색하면 앞서 소개한 대만의 논문 1개만 검색된다. 아무리 검색해 봐도 5.5초가 최상의 호흡이라는 근거는 없다. 소개한 논문에서조차 왜 5.5초로 실험을 했는지 설명하지 않았다.

어찌 됐든 필자는 좀 더 천천히 숨을 쉬는 것이 자율신경 조절에 더 이롭다고 생각한다. 분당 6회보다 5.5회가 더 천천히 쉬는 것이다. 느리게 숨을 쉬면 심장박동도 느려진다. 느리게 숨을 쉬는 동물들이 장수하는데 폐의 조절 능력이 장수와도 관련된다. 다른 호흡 횟수를 각각 비교한 자료를 필자는 아직 찾을 수 없었다. 분당 호흡 5.5회를 일반 호흡 횟수(12회)와 비교한 논문[96]에서는 당연히 느린 호흡이 더 좋다는, 우리가 바라는 결과가 나온다. 그 외에는 대만에서 발행한 단

---

93   Lehrer PM, Vaschillo E, Vaschillo B. Resonant frequency biofeedback training to increase cardiac variability: rationale and manual for training. Appl Psychophysiol Biofeedback 2000;25(3):177-91.

94   제임스 네스터, 《호흡의 기술》, 승영조 번역, 북트리거, (2021), 129쪽

95   생명과학 및 의학 분야의 학술 논문을 검색할 수 있는 무료 인터페이스다. 이는 MEDLINE이라는 생의학 분야에서 가장 널리 사용되는 서지 데이터베이스를 검색하는 도구로, 수백만 건의 저널 기사 참조를 포함하고 있다.

96   Fincham GW, Strauss C, Cavanagh K. Effect of coherent breathing on mental health and wellbeing: a randomised placebo-controlled trial. Sci Rep. 2023 Dec 13;13(1):22141.

하나의 논문에서만 6회보다는 5.5회가 더 장점이 있다고 밝혔다. 비교 실험이 더 나오지 않는 한 필자는 《호흡의 기술》의 저자인 네스터의 의견에 동의하여 현재 5.5초를 기본으로 호흡하고 있다.

안드로이드 앱 중에 '이지 메트로놈'이라는 앱이 있다. 이 앱을 분당 11회로 맞추면 5.5회 호흡이 된다. 조금의 오차가 있어 개발사에 직접 문의해서 50ms(millisecond, 밀리세컨드)의 오차를 확인했지만 이 정도면 사용하기에 무난하다. 더 정확하게 사용하고 싶다면 유료로 전환해 사용해야 한다. 'two bells'라는 앱도 있다(https://2bells.net). 이 앱은 6초마다 다른 티베트 종들이 번갈아 가며 숨을 들이쉬거나 내쉬는 시간임을 알려준다.[97] 처음에는 힘들 수 있으므로 분당 6회로 시작하자. 그리고 '3-6-5 호흡'을 기억하자. 하루 3회 이상, 1분에 6회 호흡(숨을 매회 5초씩 들이마시고 5초씩 내쉬기)을 1년 365일 매일 반복하자.[98]

매일 5분만 투자하면 된다. 하다 보면 걷다가도 뛰다가도 할 수 있다. 좋은 것을 스스로 느끼게 되면 어디서든 하게 된다. 필자는 치료실에서 환자들을 치료할 때도 '이지 메트로놈' 앱을 틀어 둔다. 메트로놈 소리를 들으며 환자도 필자도 호흡한다. 필자와 환자의 호흡이 같

---

97 Meryl Davids Landau, "This Breathing Exercise Can Calm You Down in a Few Minutes,", Vice, (Mar. 16, 2018) https://www.vice.com/en/article/this-breathing-exercise-can-calm-you-down-in-a-few-minutes/

98 Christophe André, "Proper Breathing Brings Better Health", Scientific American, (Jan. 15, 2019) https://www.scientificamerican.com/article/proper-breathing-brings-better-health/

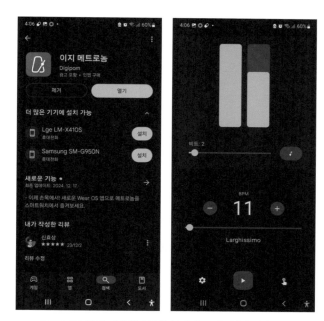

그림3-39 5.5초 호흡에 이용한 이지 메트로놈 앱과 설정 방법

아지는 결맞음이 생긴다. 그럴 때면 필자의 진정한 마음이 환자들에게 전해지고 있다는 생각이 든다.

'결맞음'에 대한 놀라운 실험들

결맞음은 일종의 공명현상으로 '동조화'라는 용어로 설명할 수 있다. 각각 고유의 진동수(주파수)를 가진 서로 다른 두 신호가 가까이에 오면 하나의 주파수로 변하는 현상이다.[99] 동조화 신호는 몸 안에서도 바깥에서도 올 수 있다. 슈만 공명Schumann Resonance[100]은 가장 잘 알려진 바깥으로부터 오는 동조화 신호 중 하나다. 슈만 공명 주파수는 1952년 독일의 물리학자 슈만Winfried Otto Schumann이 발견한 지구의 고유 주파수다. 약 7.83Hz인데 인간의 뇌파 중 알파파(8~13Hz)가 이 주파수와 유사하다.

호흡만 잘하면 심장 주파수와도 결맞음이 일어난다. 자율신경의 기능이 좋아지는 지표는 심박 변이도[HRV]로 측정한다. 이 심박 변이도가 좋아지는 것이 중요하다. 심장의 결맞음은 알파파도 증가시킨다. 좀 더 몸이 이완되면 뇌파의 주파수가 더욱 느려져 슈만 공명과 결맞음이 일어난다. 내 몸이 지구와 연결되는 것, 내가 마음먹은 대로 실현되는 것이다.

요즘 많이 얘기되고 있는 '끌어당김의 법칙'이다. 끌어당김의 법칙은 진실로 믿고 생각하고 행동하면 현실로 나타난다는 것이다. 양자역학이 등장하면서 의식이 미치는 영향을 과학적으로 증명했다. '이중 슬

---

99   Martin C. What is entrainment. Definition and applications in musical research? Empir Musicol Rev. 2012;7:49-56.

100   Oschman JL. Energy Medicine: The Scientific Basis. Churchill Livingstone, Edinburgh: Elsevier Ltd.; 2006. pp. 107-19.

릿' 실험이라는 양자역학의 유명한 고전이 있다. 1801년 토마스 영^{Thomas Young}이 한 실험으로, 입자라고만 믿었던 빛이 파동성도 있다는 것을 밝혔다. 빛은 입자이자 파동이다. 실험을 수없이 반복해도 같은 결과가 도출되었다. 김춘수 시인의 시 <꽃>에 나오는 '내가 그의 이름을 불러 주었을 때 그는 나에게로 와서 꽃이 되었다'라는 소절이 떠오른다. 시인께서는 양자역학을 알고 계셨을까? 어찌 이리 잘 표현했을까!

관찰하지 않을 때는 파동으로 있다가 관찰하니까 질량을 가진 입자로 된다. '내가 보니까' 입자로 변한다는 것이다. 이것을 '관찰자 효과'라고 한다.[101] 믿기 어려울 것이다. 하지만, 이 양자역학 연구와 실험으로 많은 학자가 노벨 물리학상을 받았다. 1920년대부터 1930년대까지는 양자역학이 혁명적으로 발전한 매우 중요한 10년이었다. 이 기간 동안 노벨 물리학 수상자 중 11%가 양자역학 분야에서 나왔다.

우리가 세상 이치를 다 알 수는 없는 일이다. 전문 영역은 전문가에게 맡기고, 우리는 도움 되는 것이라면 핵심만 취해 적용하면 된다. 생각과 말의 중요성을 양자역학이라는 과학으로 증명하는 세상에서 필자가 얘기하고자 하는 요지는, 호흡에 조금만 더 신경을 쓰자는 거다. 그냥 쉬어지는 대로 쉬어선 안 된다. 호흡을 조금 더 잘하면 득도한 스님들에게서나 나타나는 뇌파의 상태에 도달할 수 있다. 알파파, 더 나아가 슈만 공명에 이른다.

---

101 "Quantum Mechanics and the Observer Effect: Unraveling the Mysteries of the Universe", by Photon, Medium, https://photonnow.medium.com/quantum-mechanics-and-the-observer-effect-unraveling-the-mysteries-of-the-universe-ade4e4f97be8.

필자가 강의 때마다 들려주는 이야기가 있다. 에모토 마사루가 쓴 《물은 답을 알고 있다》라는 책에 나오는 이야기다. 저자는 물에 다양한 자극을 주고 그 반응을 관찰했다. 물을 얼려 결정 사진을 촬영하기도 했다. 관찰 결과 물에 긍정적인 말이나 아름다운 음악을 들려주면 아름다운 결정이 형성됐고, 부정적인 말을 들려주면 결정이 깨졌다. 한국말로 "사랑한다" 말하고 사진을 찍으면 예쁜 결정이 생성됐는데, 영어인 'Love', 독일어인 'liebe' 등 같은 뜻을 가진 다른 언어를 사용해도 마찬가지였다. 그러나 나쁜 말을 하면 결정구조가 깨졌다.

이에 대해 과학적인 근거가 부족하다는 지적도 있지만, 일반 사람들에게는 크게 중요하지 않을 수 있다. 그저 '나의 좋은 생각이 생명 없는 물에도 영향을 주는구나', '앞으로 내가 긍정적으로 살면 세상도 나에게 좋게 반응하겠구나', '결국 세상은 내가 생각하는 대로 움직이는구나' 하고 편하게 받아들이면 된다. 내 기분이 좋지 않고 나쁜 생각이 들 땐 모든 게 그렇게 보인다. 심지어 물도 맛이 없어진다.

우리 몸의 약 60%는 물로 채워져 있다.[102] 세포는 약 37조 개에 이르는데 세포 안도 세포 밖도 물로 채워져 있다. 눈물, 콧물, 혈액, 다 물 성분이다. 《물은 답을 알고 있다》가 맞다면 내가 하는 말 한마디 한마디가 내 몸 안의 물에 영향을 줄 수 있다.

좌측 발목이 아파서 온 환자가 있다. 얼굴에는 불만이 가득하다. 이

---

102 마쓰무라 조지, 《해부학의 기본》, 이영란 번역, 성안당, (2021), 28쪽, 책에 따라서는 75%까지 정상으로 저술한다.

발목 때문에 자기가 얼마나 고생했는지, 돈은 얼마나 썼는지 등등 발목에 대한 한풀이를 늘어놓는다. 그렇게 부정적인, 나쁜 말을 들은 내 몸의 지니(자율신경 등 몸의 모든 신경통합 체계)가 제대로 작동하겠는가? 결정이 일그러지고, 세포 하나하나가 움츠러든다. 칭찬은 고래도 춤추게 한다는 말이 있지 않은가. 지니에게 좋은 말을 해 주자. 지금 상황이 되기까지 지니는 나에게 여러 번 사인을 보냈는데 내가 무시하고 살다 보니 이렇게 망가진 것이다. 지금이라도 늦지 않으니 왼쪽 다리는 아껴주고, 아프지 않은 오른쪽 다리에 감사하자. "이제껏 고생이 많았구나. 앞으로는 아껴서 잘 쓸게. 지니가 보내는 신호도 바로 알아차릴게"라고 말이다. 지니는 분명히 보답할 거다.

긍정적인 말이 식물에 미치는 영향을 연구한 국내 실험도 있다. 부산대학교 의학전문대학원 인문사회 의학교실 김성수 교수 연구팀이 애기장대 식물의 성장을 실험했다. 건성으로 한 긍정의 말과 진심이 담긴 긍정의 말로 실험을 진행했는데, 진심이 담긴 긍정의 말을 들은 애기장대가 2배 이상 튼튼하게 성장했다. 그리고 녹음기로 들려준 것보다 육성이 더 성장을 촉진했다.[103] 설마 했던 것들이 실험을 통해 증명되어 가고 있으니 놀랄 일이다. 물론, 반복해서 여러 번 같은 결과가 나와야 과학적으로 인정받겠지만, 아날로그 감정의 따뜻한 말은 우리 자신에게도 안정감을 준다는 걸 앞서 포지스의 다미주 신경이론에서 설명한 바

---

103 "칭찬은 고래, 아니 '식물'도 춤추게 한다", 동아사이언스
     https://www.dongascience.com/news. php?idx=1701.

있다(45쪽). 긍정의 말은 나도 좋고 상대도 좋은 것이다.

또 다른 실험에서 혼자 긍정적인 생각만 해도 심박 변이도^{HRV}가 좋아지는 것으로 나타났다.[104] 이는 명상 후에 나타나는 결맞음 상태(알파파, 깊은 이완)와 비슷한데, 좋은 생각만으로도 같은 효과를 낼 수 있음을 보여준다. 다른 연구 결과에서는 뇌의 상호 연결성도 증가하는 결과를 보였다. 오케스트라의 지휘자 격인 이마앞엽(전전두엽)이 활성화되고 감정의 중추인 편도체의 활동을 감소시킨다. 그로 인해 감정의 기복이 줄어들고 심장과 호흡중추가 더 동기화되어 자율신경 안정상태가 된다. 결국 창의성, 감정적인 안정성, 더 많은 알파파 생성으로 몸은 긍정과 이완 상태가 된다.[105]

'긍정의 말', '진심', '좋은 생각'을 다룬 이런 실험들이 비과학적이라고 배척하는 사람들도 있을 것이다. 하지만 필자는 환자들에게 항상 얘기한다. 공짠데, 뭘 그렇게 고민하냐고. 그리고 좋은 이론이나 실험이 있으면 필자 본인이 먼저 해 보고 가족들에게 시험해 본다. 문제가 없는지를 확인하는 거다. 이런 절차를 거쳐서 내원하는 환자들에게 얘기했더니 지금은 많은 환자가 함께 실천하고 있다. 감사한 일이다. 과장을 좀 섞어 얘기하자면, '좋은 생각'과 '결맞음 호흡'을 하는 것만으로도 우리는 신선의 경지에 오를 수 있다. 득도하는 것이다. 그러니 천천히, 길

104 Tiller WA, McCraty R, Atkinson M. Cardiac coherence: A new, noninvasive measure of autonomic nervous system order. Altern Ther Health Med. 1996;2:52-65.

105 Jerath R, Barnes VA, Dillard-Wright D, et al. Dynamic change of awareness during meditation techniques: Neural and physiological correlates. Front Hum Neurosci. 2012 Sep 17;6:131.

게, 코로 호흡해 보자. 들숨과 날숨의 비율을 1:1로, 분당 5.5회 정도 하는 게 가장 이상적이다.

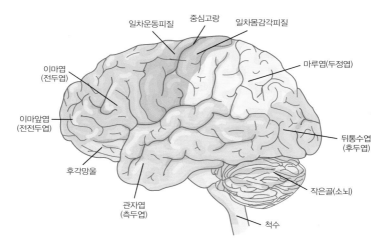

그림3-40 **뇌의 구조**

핵심요약: 건강한 삶을 위해
이것만은 꼭 암기하고 실천하자

제대로 된 호흡이 왜 중요한가?

우리 몸은 최적의 상태에서 최대의 효과를 내도록 만들어졌다. 한데 입으로 숨을 쉬면 가온 가습 되지 않은 공기가 바로 폐로 들어간다. 각종 면역세포와 신체조직은 이 조건에 취약해서, 면역력과 각종 세포 기능이 떨어져 질병 발생의 근원이 된다. 반면 코로만 숨을 쉬면 신체의 기본을 지킬 수 있다.

현대인은 강하고 큰 가로막(횡격막)을 사용하지 못하고 약한 목 근육을 사용해서 숨을 쉰다. 하루에 2만 번이나 가슴으로 숨을 쉬기 때문에 어깨 결림, 거북목, 척추 질환 등이 근본적으로 해결되지 않는다. 해결책은 가로막을 사용해서 약한 목 근육을 쉬게 하는 것인데 입을 막고 코로 숨을 쉬어야 가로막을 사용해 제대로 숨을 쉴 수 있다. 면역력과 근골격계 질환을 치료하는 데에도 제대로 된 호흡은 필수적이다.

다음은 이 책의 핵심을 요약 정리한 것이다. 잊지 말고 반복해서 반드시 좋은 습관으로 만들자.

첫째, 24시간 코로만 숨을 쉬자

1. 낮 동안 말하고 밥 먹을 때를 제외하고는 입을 닫고 있자. 이때 치아도 맞물려 있어야 한다(다만, 꽉 다물지 않도록 주의한다).
   - 낮 동안 혀를 'L' 발음하는 위치에 갖다 놓자.
   - 말하는 중간중간 입을 닫고 숨을 쉴 수 있는 적당한 템포를 갖는다.
   - 입을 닫을 수 없는 상황이면 혀를 'L' 발음하는 위치에 갖다놓자. 코로 숨이 쉬어진다.
   - 숨을 내쉴 때도 코로 쉰다(수분 손실을 방지한다).
2. 잘 때 항상 입에 테이프를 붙이고 잔다.
   - 처음 시도할 때는 세로로 붙이고 익숙해지면 가로로 붙인다.
   - 중간에 떨어지면 다시 붙인다. 계속 반복하다 보면 아침에도 붙어 있다. 습관이 될 때까지 몇 개월 걸릴 수도 있다.
   - '아침에 일어났을 때 테이프가 붙어 있다.'≠'입을 벌리고 자지 않는다.'
   - 아침에 테이프가 붙어 있으면 다시 안 붙이는 경우가 있는데 반드시 매일 붙여야 한다.

- 아침에 입이 다물어져 있어도 자는 중간중간 입을 벌린다. 테이프가 이를 막아 준다.

둘째, 가로막호흡을 하기 위해 평소 자세를 바꾸자

1. 중립 자세를 취하자.
   - 모든 자세의 기준은 호흡이 잘되는 중립 자세다.
   - 중립 자세는 가로막(횡격막)과 골반이 평행이 돼야 한다.
   - 앉아 있을 때나 서 있을 때나 'J' 자세를 유지하자.
2. 갈비뼈를 내리자.
   - 차렷 자세를 하지 말자. 가슴을 과도하게 들어 갈비뼈가 들린다. 가로막이 늘어나고 기능이 떨어진다.
   - 배를 앞으로 내밀고 서지 말자. 가슴이 들려 갈비뼈가 들린다.
   - 서 있을 때는 항문에 힘을 주고 엉덩이를 살짝 뺀다. 어깨선과 엉덩관절(고관절) 라인이 일치하는지 확인하는 습관을 지니자.
   - 앉을 때도 허리가 과하게 펴지지 않게 한다. 가슴이 들려 갈비뼈가 들리고 배로 숨쉬기 힘들다. 가슴으로 숨을 쉬고 호흡 보조근인 목 근육을 사용하게 된다.
   - 평소 갈비뼈를 지그시 누르면서 숨을 천천히 충분히 길게 내쉬자.
3. 핸드폰을 눈높이에서 보자.

셋째, 24시간 가로막호흡을 하자

1. 가로막호흡은 이렇게 하는 것이다.

   - 코로 숨 쉰다.

   - 위쪽이 아니라 아래쪽(상부 흉부보다는 하부 흉부로)으로 내린다.

   - 아주 천천히 숨을 쉰다(14회까지가 안정 시 정상이지만 더 적은 횟수로 쉬도록 한다).

   - 힘을 빼고 쉰다(힘을 주고 쉬는 능동적 숨이 아니라 수동적으로 내쉰다).

   - 숨소리가 들리지 않게 조용히 쉰다(힘을 주지 말고, 내가 호흡량을 체크할 수 있게)

2. 낮 동안 가로막호흡 연습을 하자.

   - 항상 숨을 내쉬는 것부터 하자. 그러면 쉽게 들이마실 수 있다.

   - 내쉬는 숨을 더 길게 천천히 하는 연습을 하자. 낮 동안 혀를 'L' 발음 위치에 갖다 놓자.

   - 의자에 다리를 올려서 가로막호흡을 연습한다.

3. 가로막을 단련하자.

   - 가로막으로 숨을 내쉬고 끝에 살짝 힘을 준다. 들이마실 때도 끝에 살짝 힘을 준다.

   - 복근 운동 대신 네발 기기를 하자. 손목에 무리가 안 되게 조심한다.

   - 모관운동을 하자.

넷째, 폐활량을 늘리자

1. 갈비사이근(늑간근)을 단련하자.
   - 빨리 걷기를 하자.
   - '걷다 천천히 뛰기(걷뛰기)'를 하자.
   - 풍선을 불자.
   - 500ml 페트병을 입에 대고 호흡하자.

2. 상부흉식호흡을 고치자.
   - 시작은 항상 내쉬기부터 한다. 숨이 가쁘면 들이마시는 건 빨리해도 되지만 내쉬는 숨만은 천천히 길게 하자. 충분히 내보내야 한다.
   - 들숨:날숨=1:2로, 내쉬는 숨이 들이마시는 숨의 2배가 되도록 하자.
   - 엎드려서 숨을 쉬자.
   - 바로 누워서 의자에 다리를 올리고 배로 숨을 쉬자.
   - 등받이 없는 의자에서 엉덩이 밑에 손을 넣고 호흡하자. 어깨의 움직임을 막는 효과가 있어 가로막(횡격막)으로 숨쉬기 편하다.
   - 팔걸이가 있는 의자에 앉으면 팔걸이를 잡고 힘을 줘서 어깨를 내리면서 숨을 쉬자.
   - 잘 안되면 전신으로 숨을 쉬자. 숨을 내쉴 때 배와 가슴이 쭈그러들게 온몸을 쪼그려 앉자. 숨을 들이마실 때 허리를 펴

면 안 된다. 가슴으로 숨을 들이쉴 가능성이 높다.

- 쪼그리고 앉아서 숨을 쉬자. 허리가 어느 정도 굽으면 긴장이
풀리고 가로막으로 숨쉬기가 훨씬 편해진다.

3. '8:4:4 호흡'을 하자.

- '날숨:들숨:멈춤' 비율이다. 8초 내쉬고 4초 들이마시고 4초
참으면 된다.

- 긴장되거나 스트레스를 받았을 때 하자. 부교감신경을 증진
한다.

- 처음부터 8:4:4를 하긴 힘드니 자신에게 맞게 호흡 횟수를 조
절해서 시작한다.

- 4:2:2(총 8초, 분당 7.5회) → 6:3:3(총 12초, 분당 5회) → 8:4:4(총 16
초, 분당 3.75회) 이렇게 늘려 가면 된다.

4. '결맞음 호흡'을 하자.

1) 날숨:들숨 비율을 1:1로 하는 호흡으로, 가장 이상적인 호흡이다.

2) 날숨을 길게 하는 것보다 자율신경 조절 기능이 더 뛰어나다.

- 편안한 자세로 앉거나 눕는다.

- 한 손을 배에 올려놓는다.

- 4초 동안 들이쉬고 4초 동안 내쉰다. 이를 1분 동안 반복한다.

- 그다음에는 들숨과 날숨을 각각 5초로 늘린다.

- 마지막으로 들숨과 날숨을 각각 6초로 더 늘린다.

3) 할 수 있는 만큼 조절해서 4~6초 사이에서 하면 된다.

4) 배로 깊게 호흡하는 것이 중요하다. 가슴으로만 얕게 호흡하지 않도록 주의해야 한다.

5) 호흡을 강제로 하거나 더 많은 공기를 들이마시려고 노력할 필요는 없다. 호흡의 길이가 늘어남에 따라 자연스럽게 더 많은 공기를 흡입하게 될 것이다.

6) 3-6-5 호흡으로 외우자.
   - 하루 3회 이상, 1분에 6회 호흡, 매회 숨을 5초씩 들이마시고 5초씩 내쉰다. 이걸 365일 반복하자.

7) 5.5초 호흡법
   - 가장 효율적인 '결맞음 호흡'이다.
   - 알파파가 나온다. 깊은 명상을 한 효과를 볼 수 있다.
   - 5.5초 내쉬고 5.5초 들이마시면 분당 5.5회가 된다.
   - '이지 메트로놈' 앱을 이용하자. 분당 11회로 맞추면 5.5초 호흡이 된다.

작은 스트레스에 자신을 노출하자

호메시스^{Hormesis}는 생물체가 낮은 수준의 스트레스나 독성 물질에 노출될 때 긍정적인 생리적 반응을 보인다는 개념이다. 저농도의 자극은 생물체에 유익한 효과를 가져올 수 있다는 점에 주목해 보자. 반복적으로 아주 낮은 농도의 독성 물질이 몸을 자극할 때 생물체는 이에 적응해서 저항력을 증가시키려 한다. 이는 항산화 작용이나 면역력 향상으로 이어져 생명을 건강하게 유지하고 생존에도 유리하다. 물론, 조금이라도 과량이 되면 오히려 해로운 효과를 일으킬 수도 있으므로 주의해야 한다. 예를 들어 납이나 수은 중독처럼 몸에 축적되어 문제를 일으키는 경우다.

의도적 과호흡과 찬물 샤워로 자극 주기

우리는 끊임없이 스트레스에 시달리고 있다. 그런데 이 스트레스는 과도하면 병으로 진행하지만, 살아남기 위해서는 적당한 스트레스도 필요하다. 우리 몸은 과해도, 모자라도 문제를 일으키는 존재인 것이다.

항시적으로 스트레스에 노출돼 있다 보니 지니(자율신경계)는 항상 자극을 받고 있다. 전화 통화 중 잡음으로 인해 상대방의 말이 잘 들리지 않는 것처럼, 우리 신경계에 잡음이 끼어들면 몸속 장기 센서들이 뇌로 정보를 정확히 전달하기 어려워진다. 앞에서 필자는 스트레스를 해소하기 위해 되도록 숨을 천천히 쉬라고 강조했다. 날숨을 길게 내쉴 수록 부교감신경을 자극해서 이완과 치유의 길로 가고 결맞음 호흡을 하면 더욱더 신체와 정신을 조화롭게 만들 수 있다.

그런데, 인위적으로 스트레스를 조금 더 받게 하면 어떤 결과가 일어날까? 문명이 발달하면서 인류는 자기 몸을 스스로 조절하는 기능이 약해졌다. 지금 우리는 바깥이 영하의 혹한이라도 외투 없이 지낼 수 있는 편리한 문명에서 살고 있다. 아파트 지하 주차장까지 엘리베이터로 연결되어 차로 움직이고, 차에는 인공지능이 탑재돼 있어 시동도 원격으로 거는 세상이다. 차 문을 열기도 전에 차 안이 벌써 따뜻하다. 근무지에 도착해도 차를 세우고 바로 올라가면 되기에 외투를 들고는 나와도 입을 일이 드물다. 근무지도 난방이 잘 되어 있어 추위에 몸이 떨리거나 스스로 땀을 낼 일이 적다. 일부러 운동하러 가지 않는 한, 내 몸을 쓸 일이 그만큼 줄어든 것이다. 자동화, 인공지능 이런 것들은 인류에게 편리함을 안겨 주지만, 그 대신 우리 몸의 자율신경 기능이 떨어지는 대가를 치러야 한다.

수렵채집 시기의 조상들은 추위라는 스트레스에 노출되어 있었다. 우리 몸은 스스로 추위에 적응하면서 신체를 단련시켰다. 항상 움직여야 했고 기아에 대한 두려움도 있었다. 여러모로 현대와는 다른 생활양식이었다. 하지만, 신체를 사용하는 데 있어서는 지금보다 훨씬 효율적으로 행동했을 것이다. 조상들이 받았던 강도 높은 스트레스가 오늘날에도 필요한 건 아니지만, 약해져 가는 자율신경을 조절하기 위해서 작은 노력을 기울일 필요는 있어 보인다. 이를 위해 호흡과 찬물을 통한 스트레스 노출을 시도해 보자. 필자가 하는 방법을 소개하겠다.

단지 숨을 빨리 가쁘게 쉬면 된다. 그리고 찬물에 잠시 몸을 노출한다. 이게 전부다. 안전한 방법이지만 만약의 상황을 대비해 지시 사항을 잘 따라야 한다. 18세 이하 또는 임신, 심장질환 등의 특정 질환이 있는 경우에는 하면 안 된다. 그리고 어떤 부작용이 있을지 모르기 때문에 처음 시작할 때는 혼자 하지 않도록 한다. 10분 남짓한 짧은 시간에 시행하는 호흡이지만 안전이 우선이기 때문이다. 찬물을 통한 스트레스 노출은 따뜻한 물로 샤워한 후 마지막에 몇 초라도 찬물 샤워를 하면 된다. 이렇게 작은 스트레스 자극이 반복되면 우리 몸이 적응하면서 내적 힘을 가질 수 있다. 과민화되어 뒤죽박죽 엉켜 있는 신경계를 바로 잡아 주는 동시에 염증을 가라앉히고 가벼운 통증도 잡을 수 있다. 경기 전에 시행하면 경기력을 향상할 수 있는 장점도 있다.

물론 숨을 빨리 쉬면 과호흡이 오고, 교감신경이 작용하여 우리 몸은 응급상태에 빠졌다고 느낄 것이다. 지니는 이것만으로도 온몸을 '투쟁-도피 반응' 상태로 인식한다. 필자는 현대인이 다양한 환경적 요인 때문에 과호흡을 하고 있다고 지적하며 숨을 천천히, 코로만 쉬어야 한다고 여러 번 강조했다. 맞는 말이다. 다만, 의도적으로 단시간 숨을 빨리 쉬는 것과 만성적으로 숨을 빠르게 쉬어 과호흡을 일으키는 것은 다르다. 만성적인 과호흡으로 과도하게 이산화탄소가 빠져나가면 지니는 항상 낮아져 있는 이산화탄소 농도에 맞춰 세팅된다. 이처럼 낮은 이산화탄소 농도를 정상화하기 위해서는 되도록 숨을 오래 참아서 이산화탄소에 대한 내성을 강화해 주어야 한다.

이 같은 만성적 과호흡과 달리 인위적으로 과호흡 운동을 하면 크게 힘들이지 않고도 전력 질주를 한 것 같은 스트레스를 우리 몸에 주어 적응력을 높일 수 있다. 그 과정에서 교감신경도 항진되고 숨을 참는 구간에서 이산화탄소 농도가 정상적으로 올라오면서 신체의 대사기능도 조절되는 효과가 있다.

필자가 하는 이런 호흡을 '빔 호프 방법'이라고 한다. 이는 아이스맨 Iceman이라는 별명을 가진 네덜란드의 모험가 빔 호프 Vim Hof가 만든 호흡법이다. 빔 호프 방법은 '의식적인 호흡', '냉기 노출', 그리고 '마음가짐 훈련'이라는 세 가지 핵심 요소로 구성된다. 빔 호프는 이 세 가지를 꾸준히 실천해서 수많은 기네스북 기록을 남겼다고 한다.

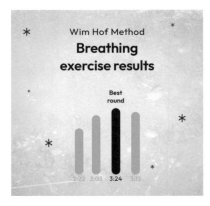

그림3-41 빔 호프 호흡 앱을 이용해 필자가 직접 숨 참기를 한 기록이다.

빔 호프 방법이 면역력을 높인다는 연구 결과도 있다. 2024년 3월 의학저널 《PLOS ONE》 저널에 발표된 체계적 문헌 고찰에 따르면, 빔 호프 방법이 스트레스와 염증 반응에 가장 큰 이점을 보이는 것으로 나타났다.[106] 숨 참기가 늘어날수록 산화질소의 생성량이 엄청나게 증가한다는 보고도 있다.[107] 앞서 설명했지만 찬물 샤워는 특히 목 옆이나 얼굴에 찬물이 닿으면 배쪽 미주신경을 자극해서 자율신경 기능이 좋아지는 효과가 있다. 장수의 비결 중 하나가 느린 심장 박동수인데 이 방법을 이용하면 심장 박동수가 느려지는 것을 경험할 것이다. 안전하게만 하면 안 할 이유가 없다.

빔 호프 방법 무료 앱[WHM]을 이용하면 안내를 받으며 숨 쉬는 연습을 할 수 있다. 그림3-41에는 2025년 1월 1일 필자가 앱 사용 중에 숨을 참은 시간이 기록되어 있다. 무려 3분 24초나 숨을 참았다. 평소라면 상상할 수 없는 기록이 나왔다.

| 빔 호프 호흡법[108]

필자는 앱을 이용하기도 하고, 동영상을 틀어놓고 하기도 한다. 숨

---

106 Almahayni O, Hammond L. Does the Wim Hof Method have a beneficial impact on physiological and psychological outcomes in healthy and non-healthy participants? A systematic review. PLoS One. 2024 Mar 13:19(3)

107 Dillon WC, Hampl V, Shultz PJ. et al. Origins of breath nitric oxide in humans. Chest. 1996 Oct:110(4):930-8.

108 https://youtu.be/0BNejY1e9ik?si=f7xZMgWbB8jBSxCF. 필자가 보면서 따라 하는 영상이다. 3회로 구성되어 있고, 1회에서 숨 참기는 30초, 2회에서는 1분, 3회에서는 1분 30초로 구성되어 있다. 다하면 10분 정도 걸린다.

을 들이쉬고 내쉬는 소리를 들으며 따라 하다 보면 오직 이 순간에 집
중하게 되면서 숨 쉬는 일에만 몰입하게 된다. 온몸의 감각이 살아 있
음을 생생히 느낀다. 누군가와 함께 숨 쉬고 있다는 것은 일종의 '안전
하다는 신호'이기도 하다. 어느새 마음이 편안해지고 살아있음에 감사
함도 느낀다. 아침에 눈을 뜨면 의식처럼 하는 루틴으로 자리 잡았다.

1. 준비 자세

편안한 자세로 앉거나 눕는다. 옷은 느슨하게 입고, 배가 자유롭게
움직일 수 있도록 한다.

2. 30회 깊은 호흡

코로 깊게 숨을 들이마신다. 배부터 가슴까지 다 부풀어 올라야
온전한 가로막(횡격막)호흡이 된다. 힘을 빼고 편안하게 입으로 숨
을 내쉰다. 코로 내쉬어도 되지만, 입으로 내쉬면 좀 더 빨리 내쉴
수 있다. 이 과정을 30회 반복한다. 익숙해지고 숙련되면 40회까
지 올릴 수 있다. 호흡은 빠르고 강하게, 하지만 편안하게 한다.

3. 숨 참기

30번째 호흡 후, 90% 정도 숨을 내쉰다. 그 상태에서 가능한 한
오래 숨을 참는다. 하지만, 너무 무리해서 할 필요는 없다. 몸에서
숨을 쉬고 싶은 강한 욕구가 느껴질 때까지 기다린다.

호흡 리셋

반복하다 보면 숨 참는 시간이 점점 늘어나는 것을 느낄 수 있다.

4. 회복 호흡
숨을 쉬어야 할 때가 되면, 깊게 들이마신다. 15초 동안 숨을 참은 후 천천히 내쉰다.

5. 반복
이 과정을 3~4회 반복한다.

주의할 점은 빈속에 실천하는 것이 좋다. 식사 후에는 부교감신경이 작동하기 때문이다. 숨을 빠르고 깊게 쉬는 빔 호프 호흡은 의도적으로 교감신경을 각성시키기 때문에 식사 후에 하는 경우 효과가 떨어질 수 있다.

호흡할 때는 힘을 쓰지 않고 부드럽게 한다. 어지러움이나 손발 저림을 느낄 수 있지만, 이는 일시적인 현상이다. 다만 물속에 있거나 운전 중에는 절대 실시하지 않는다. 상체가 파도 타는 것처럼 배로 숨을 들이마시고 리듬을 타면서 가슴까지도 가득 숨을 채운다. 숙련되면 폐활량을 늘리는 데도 상당한 도움이 된다.

빔 호프 호흡을 할 때 숨을 최대한 들이마시고 내쉬기를 자연스럽게 하면 과호흡 증상이 일어난다. 당연히 우리 몸은 단시간에 알칼리 상태로 변한다. 앞서 보어 효과(65쪽 참조)에서 우리 몸은 이산화탄소가 적절히 있어야 조직으로 산소를 보낼 수 있다는 사실을 알았다. 그런데 이산화탄소가 많으면 산성으로 기운다. 그래서 마지막 40번째 호흡에서 숨을 내쉰 후 호흡을 멈추면 이전보다 훨씬 쉽게 숨을 참을 수 있다. 알칼리 상태로 바뀐 우리 몸은 산소에 대한 욕구가 줄어들기 때문이다. 필자의 경우 폐에 공기가 없는 상태에서 평소 1분도 못 버티던 것을 3분 넘게 버티는 경이로움을 맛보았다. (그림3-41 참조).

과호흡 증상이 일어나면 화학 반응이 우리 몸속에서 연쇄적으로 일어난다. 몸에는 아무런 이상이 없지만, 생존 기능을 담당하는 지니는 이 사실을 알지 못한다. 그래서 '산소가 없다'라는 신호를 보내 응급상태임을 알리고, 스트레스에 대항하는 부신 축을 활성화한다. 수렵채집인이 그러했듯이 생존의 경계경보가 울린다. 최상의 상태를 만들어 위험에 대비하는 것이다. 이런 효과가 40회씩 매 라운드가 끝날 때마다 최적화되면서 자율신경의 균형이 맞춰진다. 당연히 스트레스는 감소하고 운동 수행 능력은 향상한다. 실제로 이 호흡을 하고 숨을 멈춘 상태에서 팔굽혀펴기를 해 보라. 놀라운 일이 벌어진다.

| 찬물 샤워의 이점

빔 호프 방법의 두 번째 요소인 냉기 노출에 대해서 알아보자. 냉기 노출의 핵심은 혈관계를 단련시키는 것으로 혈관 피트니스라고도 부른다. 현대인들은 너무 좋은 옷들을 입고 다니기에 혈관이 할 일이 줄었다. 추위에 노출되면 혈관은 수축하고 더위에 노출되면 이완한다. 혈관은 스스로 움직이지 못하기 때문에 혈관을 싸고 있는 미세 근육이 움직여야 하는데, 자극이 줄어드니 혈관이 움직일 기회가 줄었다. 혈관 기능이 떨어지면 그 부담은 오로지 심장이 질 수밖에 없다. 식습관과 운동 부족도 한몫하지만, 스트레스를 많이 받는 현대인들은 심장질환이 많아진다. 그렇다고 해서 옷을 벗고 다닐 수는 없으니 평소 외부 환경에 우리 피부를 노출할 기회를 자주 가지자. 그리고 찬물 샤워를 시작하자.

처음 찬물 샤워에 도전할 땐 숨이 막힐 정도로 기분이 오싹할 수 있다. 하지만, 조금씩 하다 보면 적응이 되어 우리 몸이 추위에 반응하기 시작한다. 추위도 지니에게는 스트레스이기 때문이다. 지니는 이에 반응해 우리 몸을 스트레스를 덜 받는 상태로 만들어 간다. 혈관계가 작동하면서 심장의 부담이 적어지고 심장박동이 느려진다. 스트레스를 받으면 나오는 교감신경이 억제되는 것이다. 마음이 편안해지고 몸이 이완된다. 그렇게 스트레스를 우리가 조절할 수 있다.

빔 호프는 다음과 같이 주장한다. "마음이 편안해지면 뇌도 진정된다. 혈액이 서서히 뇌 심층부로 흐른다. 혈액이 대뇌변연계에 도달하면 오랫동안 도를 닦은 도인이거나 수행을 한 수도자들만이 도달할 수 있는 깊은 명상 상태에 이를 수 있다. 매일 1분간의 찬물 샤워로도 이러한 상태에 도달할 수 있다. 이는 현대인의 뇌 심층부 혈류량 부족을 보완하는 효과적인 방법이다. 찬물 샤워는 이 부분을 자극하여 대뇌 심층부로 향하는 입장권 역할을 한다. 이를 통해 평소 감지하지 못하던 뇌의 영역에 접근하고 의식에 영향을 미칠 수 있다. 15℃ 정도의 수돗물로 충분하다."

이때도 주의 사항이 있다. 냉기 노출은 점진적으로 실시해야 한다. 따뜻한 물로 먼저 샤워한 후 마지막에 찬물 샤워로 마무리한다. 처음에는 15~20초부터 시작하여 점차 1분 이상으로 늘려가면 좋다. 안전한 환경에서 차가운 물에 손이나 발을 담그는 것으로 시작할 수도 있다. 필자의 경우 겨울철 간단한 설거지는 찬물로 한다. 가정에서 거의 유일하게 접지되는 곳이 수돗물이다. 날씨가 추운 날 짧은 산책을 하는 것도 좋은 냉기 노출법이다.

아드레날린으로부터 활력을 얻으려면 아침에 빔 호프 호흡을 하는 게 좋다. 필자는 호흡 후 찬물 샤워를 한다. 처음엔 10초 견디기도 힘들겠지만 15초, 20초, 30초 이렇게 조금씩 늘려가다 보면 어느새 찬물 노출 시간이 비약적으로 늘어나 있을 것이다.

앞서 양자역학을 통해서 마음가짐의 중요성에 대해서 살펴보았으므로(254쪽 참조) 빔 호프 방법의 세 번째 요소인 마음가짐에 대한 설명은 생략한다. 좋은 생각을 하고 빔 호프 호흡을 규칙적으로 연습하면 에너지가 증가하고 운동 능력이 향상된다. 스트레스가 감소하며 염증이 줄어 통증이 완화되는 효과가 있다. 이는 면역력 강화로 이어진다. 꾸준히 실천하면서 내 몸이 보내는 신호를 알아차리자. 단, 천식, 고혈압, 심장질환, 불안정한 당뇨병, 간질 등 특정 건강 상태에서는 오히려 독이 될 수 있으니 하지 않기를 권한다.

아무리 외쳐도 실천하지 않으면 소용이 없습니다

책장을 덮으며, 문득 깨닫는다. 머리로 이해한 지식과 삶으로 체득한 지혜 사이에는 깊고 넓은 강이 흐르고 있다는 것을. 이 작은 책에 담긴 호흡의 비밀 역시 마찬가지일 것이다. 수많은 글자를 읽고 고개를 끄덕였을지라도, 진정한 변화는 지금부터 시작된다.

공자조차 자신의 아들을 제대로 가르치지 못했다는 이야기를 들은 적이 있다. 가족을 치료하고 변화시키는 것은 그만큼 어렵고도 숙명 같은 일인지 모른다. 특히나 오랫동안 굳어진 습관은 말로 아무리 설명해도 쉽게 바뀌지 않는다. 사실 이 책은 사랑하는 장인어른을 위한 마음에서 시작되었다. 잘 낫지 않는 질환으로 고생하시는 모습을 곁에서 지켜보며 안타까웠고, 어떻게든 도움을 드리고 싶었지만, 그때그때 말로만 설명해 드리는 것에는 한계가 있었다. 그래서 책을 통해 꾸준히 실천하실 수 있도록 돕는 게 질환의 호전에 더 효과적이지 않을까 하는 생각을 하게 됐다. 곁에서 증세를 지켜보며 느꼈던 무력감과 간절함이 이 책을 쓰게 된 가장 큰 이유였다.

이 책에서 제시된 방법들은 병원에서 환자들을 직접 치료하면서 적용하고 효과를 보았던 것들이다. 놀랍게도, 단순히 호흡법을 교정하는 것만으로도 만성 두통과 같은 자율신경계 증상이 호전되고, 오랜 기간 환자들을 괴롭혔던 근골격계 질환이 눈에 띄게 개선된 많은 사례가 있었다. 이러한 놀라운 경험들은 다음 기회에 좀 더 자세히 소개할 예정이다.

혹시 숙취로 고생하는 분들을 위해 작은 팁을 하나 드리고 싶다. 과음 다음 날, 머리가 깨질 듯 아프고 속이 울렁거리는 숙취는 정말 고통스럽다. 이럴 때 '20분 만에 숙취를 날려버리는 놀라운 호흡법'이 도움이 될 수 있다. 바로 271쪽 심화 과정에 소개한 빔 호프 호흡법인데, 과호흡을 통해 혈액을 알칼리화시켜 알코올이 만든 산성 성분을 중화시키는 원리이다. 20분 정도 이 호흡을 하면 숙취에서 벗어나는 놀라운 경험을 할 수 있을 것이다. 물론 과음을 권하는 것은 아니니, 어쩔 수 없는 상황에서 응급 처치처럼 활용해 보기를 바란다.

이 책에 담긴 호흡법을 통해 많은 분들이 건강을 되찾기를 바라며, 이 책이 세상에 나오기까지의 여정을 함께해 주신 모든 분들께 깊은 감사를 드린다. 특히, 나에게 진정한 스승이 되어 주셨던 환자분들과 그 가족분들께 마음 깊이 고개 숙여 감사드린다. 그리고 무엇보다, 나의 사랑하는 가족들에게 이 책을 바친다. 특히, 명절 연휴 동안 마지막 원고 수정을 도와주느라 고생한 헌신적인 아내와 아들에게 감사한다.

아는 것은 씨앗과 같다. 아무리 귀한 씨앗이라도 땅에 심고 물을 주고 햇볕을 쬐어 주지 않으면 싹을 틔울 수 없다. 마찬가지로, 이 책에서 얻은 호흡에 대한 지식을 여러분의 일상 속으로 가져와 꾸준히 실천해야 비로소 놀라운 변화를 경험할 수 있다. 숨을 쉬는 순간마다, 의식적으로 코로 숨 쉬고 가로막(횡격막)을 움직이는 작은 노력이 쌓여 여러분의 삶에 건강이라는 튼튼한 뿌리를 내릴 것이다.

부디 독자 여러분이 책에서 배운 지식을 마음속 깊이 새기고, 매 순간 자신의 호흡을 느껴 보길 간절히 바란다. 너무 당연한 것이라 거의 의식하지 못하고 있었던 '숨' 속에 숨겨진 놀라운 기적을 경험하게 될 것이다. 그리고 그 기적은, 여러분의 건강한 삶이라는 아름다운 꽃으로 피어날 것이다.

호흡 리셋

초판 1쇄 인쇄 2025년 6월 2일
초판 1쇄 발행 2025년 6월 12일

지은이 신효상
펴낸이 이범상
펴낸곳 (주)비전비엔피 · 이덴슬리벨

책임편집 김혜경
기획편집 차재호 김승희 한윤지 박성아 신은정
디자인 김혜림 이민선 인주영
마케팅 이성호 이병준 문세희 이유빈
전자책 김희정 안상희 김낙기
관리 이다정
인쇄 새한문화사

주소 우) 04034 서울특별시 마포구 잔다리로7길 12 (서교동)
전화 02) 338-2411 | **팩스** 02) 338-2413
홈페이지 www.visionbp.co.kr
이메일 visioncorea@naver.com
원고투고 editor@visionbp.co.kr
인스타그램 www.instagram.com/visionbnp

등록번호 제313-2009-000096호

ISBN 979-11-91937-55-8 03510